AF383856

GUIDE

DE

DIAGNOSTIC GYNÉCOLOGIQUE

A L'USAGE DES PRATICIENS

PAR

Le Dr BERLIN

(DE NICE)

Avec une Préface par le Dr AUVARD

ACCOUCHEUR DES HOPITAUX DE PARIS

Avec 69 figures dont une hors texte.

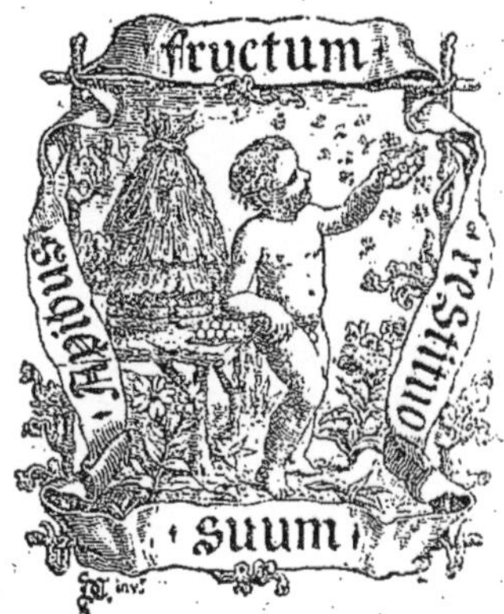

PARIS

SOCIÉTÉ D'ÉDITIONS SCIENTIFIQUES

PLACE DE L'ÉCOLE DE MÉDECINE

4, RUE ANTOINE DUBOIS, 4

1893

GUIDE

DE

DIAGNOSTIC GYNÉCOLOGIQUE

A L'USAGE DES PRATICIENS

T²ᵈ 122
458

NICE — IMPRIMERIE V.-EUG. GAUTHIER & Co — NICE

GUIDE

DE

DIAGNOSTIC GYNÉCOLOGIQUE

A L'USAGE DES PRATICIENS

PAR

Le DR BERLIN

(DE NICE)

Avec une Préface par le Dr AUVARD

ACCOUCHEUR DES HOPITAUX DE PARIS

Avec 69 figures dont une hors texte.

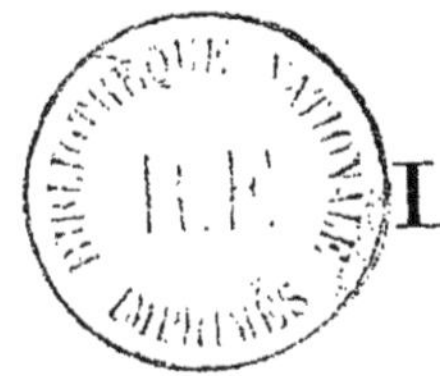

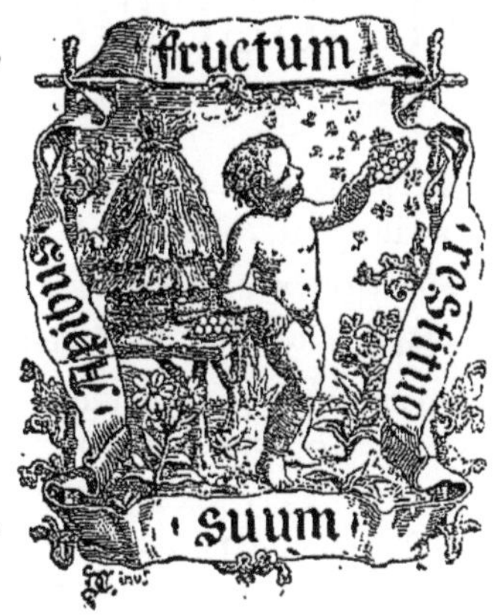

PARIS

SOCIÉTÉ D'ÉDITIONS SCIENTIFIQUES

PLACE DE L'ÉCOLE DE MÉDECINE

4, RUE ANTOINE DUBOIS, 4

1893

TABLE DES SOMMAIRES

INTRODUCTION

PREMIÈRE PARTIE

INTERROGATOIRE DE LA MALADE

DEUXIÈME PARTIE

EXPLORATION DIRECTE DES ORGANES GÉNITAUX

TROISIÈME PARTIE

TROUBLES EXTRA-GÉNITAUX — ÉTAT GÉNÉRAL
DIATHÈSES

PRÉFACE

Cher confrère et ami,

Vous me demandez de présenter au public médical votre *Guide de diagnostic gynécologique,* mes travaux m'ayant créé une certaine notoriété auprès des personnes qui s'occupent des maladies des femmes.

J'accepte avec grand plaisir, car votre proposition me permet à la fois de vous être agréable et d'être utile aux praticiens que la gynécologie intéresse, en les initiant à votre nouvelle œuvre.

Il y a trois ans, vous avez présenté à l'Académie de Médecine de Paris un travail sur l'Opération césarienne qui a été couronné par ce corps savant ; cet important travail vous a fait connaître et estimer des accoucheurs. — Depuis, vous avez publié une monographie très complète sur le Curage en gynécologie. — Votre premier travail avait révélé en vous l'accoucheur et votre second le gynécologue.

Le succès obtenu par ces deux monographies vous a encouragé à aborder une publication de plus grande envergure, et vous nous donnez aujourd'hui un véritable Traité de diagnostic gynécologique ; vous avez bien fait, car vous avez réussi à produire une œuvre claire, concise et essentiellement pratique.

Permettez-moi de vous féliciter du résultat auquel vous êtes arrivé. Si vous étiez attaché à une Faculté, voire même à une Ecole secondaire de médecine, votre œuvre ne m'étonnerait pas de vous, car vous auriez sous la main tous les éléments nécessaires de travail. Mais vous habitez Nice, ville qui, bien qu'extraordinairement favorisée par la nature et le climat, ne présente pas, au point de vue scientifique, plus de ressources que la plupart de nos chefs-lieux départementaux, et dans laquelle on a plutôt la réputation de s'amuser que de travailler ; aussi je vous admire.

Souvent il m'est arrivé de rencontrer d'anciens camarades d'études ou d'internat, esprits cultivés, qui, leur thèse passée, sont allés s'installer en province. Je m'étonnais de n'avoir pas lu d'eux, depuis leur départ, le moindre article scientifique, pas même le récit d'une observation intéressante, et tous de me répondre invariablement : en province, il est impossible de travailler et de publier, tous les éléments nous font défaut, puis la clientèle nous absorbe trop. Ils ont donc tort, puisque, tout en faisant une clientèle que je sais être nombreuse, vous pouvez publier et publier de bons travaux.

Vous m'éclairez encore sur une autre objection qu'on m'a souvent faite et à laquelle votre exemple me permet aujourd'hui de répondre. En province, il est, dit-on, impossible de se livrer à une spécialité ; il faut tout faire, sans quoi on reste un médecin inoccupé. La spécialité, je dirai plus, la spécialité à outrance, est, à mon avis, l'avenir de la médecine ; je la crois possible en province comme à Paris et vous m'en fournissez la preuve, puisque vous réussissez très bien à Nice comme accoucheur et comme gynécologue, et puisque vous avez pu faire de votre Clinique privée un centre très actif d'étude et d'opérations.

Après avoir été florissante au commencement de ce siècle, avec RÉCAMIER, HUGUIER, LISFRANC, VELPEAU, la gynécologie française a ensuite subi une éclipse presque complète au profit des étrangers. Actuellement nous travaillons à rattraper le temps perdu ; malheureusement, par le fait de notre organisation défectueuse, la gynécologie n'existe pas encore parmi nous comme enseignement spécial ; or, tant que cet enseignement ne sera pas créé, la gynécologie restera forcément, en France, à l'état d'infériorité, car l'enseignement est la base de toute science, aucun esprit sérieux ne saurait le contester.

Abandonnée à elle-même, la gynécologie devient un peu la proie de tout le monde, des chirurgiens qui trouvent en elle l'occasion fréquente d'exercer leur talent opératoire, des médecins qui fatiguent le col et le vagin par l'application des topiques les plus variés, des accoucheurs qui, spécialisés dans le système génital féminin, se croient quelques droits à en connaître et soigner toutes les maladies, des électriciens qui pensent que la connaissance très exacte de l'électricité est suffisante pour résoudre tous les problèmes de la gynécologie, des masseurs, et enfin des médecins d'eaux minérales que j'allais oublier et qui ont également la prétention d'être, pour la plupart, des gynécologues distingués.

En résumé, nous avons des gynécologues : chirurgiens, médecins, accoucheurs, électriciens, masseurs, hydrologues, soit six classes de gynécologues, auxquelles on pourrait joindre, comme septième classe, les sages-femmes.

Cette richesse apparente ne cache que pauvreté ; une spécialité ne prend son essor que lorsqu'elle est bien réellement spécialité, c'est-à-dire quand elle appartient à une seule catégorie d'hommes de science.

Je sais que, dans cette tendance à la spécialisation, je soutiens ici des opinions contraires à celles de nos maîtres les plus estimés, qui les combattent avec toute l'énergie de leur conviction et qui, à la tête de notre enseignement, maintiennent le statu quo ou peu s'en faut. Le temps modifie les opinions ; la spécialisation triomphera, car toute la jeune génération va vers elle ; il est seulement regrettable que le temps soit un des éléments avec lesquels il faille compter, car, n'étant pas immortels, nous avons hâte de voir le **progrès** s'accomplir, afin de pouvoir en profiter.

Or votre *Guide de diagnostic gynécologique* viendra, je l'espère, à l'aide de cette transformation, car il fera naître dans l'esprit des médecins qui le liront, et je suis persuadé qu'ils seront nombreux, les deux idées suivantes :

1º Le diagnostic des affections génitales de la femme n'est pas aussi simple que le prétendent certains médecins ; il exige donc des études approfondies et seul un spécialiste peut y acquérir la perfection.

2º Il n'est pas nécessaire d'exercer dans un grand centre scientifique pour connaître à fond la gynécologie (de même que toute spécialité) ; un médecin de province peut, avec des aptitudes spéciales, se livrer avec succès à son étude et à sa pratique.

Je termine par ces deux conclusions qui me sont inspirées par vous et par votre œuvre ; si le lecteur, qui saura vous apprécier en méditant votre livre, se range à mon avis, nous n'aurons perdu notre temps ni l'un ni l'autre, vous en publiant un excellent ouvrage et moi en y ajoutant quelques lignes de préface.

Cordialement à vous,

Dr AUVARD.

Paris, 5 mars 1893.

INTRODUCTION

Les affections génitales de la femme comportent, de nos jours, un diagnostic plus précis qu'autrefois, parce que leur anatomie pathologique est mieux connue.

Les données microbiennes ont éclairé d'un jour nouveau l'histoire des métrites ; aux idées un peu vagues qui régnaient sur ce point elles ont substitué la notion d'un processus infectieux, susceptible de se propager de proche en proche, de la superficie vers la profondeur, dans toute l'étendue des organes génitaux internes ; les métrites ne sont plus, dès lors, que l'une des étapes de ce processus d'ensemble pour lequel AUVARD a créé l'heureux néologisme de *génitalite*.

La pratique des laparotomies a permis de mieux étudier les lésions des annexes ; elle a mis en lumière la fréquence de ces lésions, presque ignorées il y a vingt ans, la part qui leur revient dans les troubles génitaux d'un grand nombre de malades et l'intérêt qu'il y a, pour le médecin, à les rechercher toujours avec attention.

Enfin, sous le couvert de l'antisepsie, les procédés d'exploration sont devenus à la fois plus audacieux et plus sûrs.

But et plan de ce livre.

La gynécologie moderne est trop complètement exposée dans les livres, déjà classiques, de POZZI et d'AUVARD pour que j'aie la prétention de refaire, après ces deux maîtres, un traité de pathologie génitale, c'est-à-dire une description des maladies, organe par organe, dans un ordre anatomique rigoureux.

J'ai pensé seulement qu'il pouvait être de quelque intérêt, pour les praticiens, de reprendre la question sous une forme un peu différente.

Je me suis placé au point de vue exclusivement clinique.

J'ai supposé le médecin mis en présence d'une malade qui le consulte pour des accidents génitaux ou présumés tels. Il s'agit d'établir le diagnostic de ces accidents et de l'établir avec toute la précision que comportent les données actuelles de l'anatomie pathologique.

C'est à guider le praticien dans la solution méthodique de ce problème que ce livre s'attache avant tout ; les descriptions isolées des symptômes et des lésions n'y trouveront place qu'autant qu'elles seront nécessaires pour éclairer le diagnostic.

Je décrirai les procédés usuels de l'examen gynécologique, tels que je les emploie dans ma pratique de chaque jour.

J'indiquerai dans quel ordre le médecin doit les appliquer à l'étude de sa malade, comment il doit les mettre en œuvre et les combiner pour arriver à ne laisser dans l'ombre aucune des lésions accessibles de l'appareil génital.

L'exploration physique des organes génitaux aura comme prélude l'interrogatoire méthodique de la malade.

Elle aura comme complément l'étude des troubles que cette malade peut présenter du côté de certains organes, distincts anatomiquement de la zone génitale proprement dite, mais susceptibles de subir le contre-coup des lésions de cette dernière.

Nous compléterons enfin le diagnostic en recherchant s'il existe, dans l'état général de la malade, dans ses diathèses éventuelles, quelque indication spéciale de nature à modifier le traitement.

Cet examen clinique, s'exerçant du simple au composé, nous conduira, de proche en proche, des cas faciles aux cas complexes ; et, sans avoir la prétention de rencontrer ainsi toutes les éventualités cliniques, nous passerons du moins en revue celles que le praticien a l'occasion d'observer le plus souvent.

Principe fondamental.

En gynécologie, comme en médecine générale, il faut procéder à l'examen clinique du sujet suivant un ordre méthodique dont on ne doit jamais se départir.

C'est le meilleur moyen de ne rien omettre et de gagner du temps.

Voici l'ordre qu'on doit adopter :

1° *Interrogatoire de la malade.*
2° *Exploration directe des organes génitaux.*
3° *Etude des troubles extra-génitaux, de l'état général, des diathèses.*

Sans doute il est des cas où le diagnostic s'impose de prime abord, soit par le simple récit de la malade, soit par un examen superficiel.

Mais l'affection ainsi constatée n'est pas toujours la seule et il peut bien se faire qu'un examen poussé plus à fond révèle quelque lésion concomitante qui modifie le pronostic ou le traitement de la première.

Exemple : — Une femme se plaint de leucorrhée muco-purulente, de pesanteur dans le bas-ventre, d'irradiations douloureuses dans les aines et dans les cuisses; vous constatez un col gros, ectropionné, kystique, ou lacéré ; d'après cet examen, vous portez le diagnostic de *métrite chronique du col* et vous vous déclarez satisfait ; ce diagnostic donne en effet l'explication plausible de tous les symptômes.

Et cependant, si vous en restez là, si vous promettez à votre malade une guérison rapide, soit par des pansements, soit par un curetage ou une simple opération plastique sur le col, vous risquez fort d'avoir un échec ; car, pour avoir négligé d'aller plus loin, d'explorer les annexes par le palper bimanuel, vous aurez peut-être méconnu telle lésion grave des ovaires ou des trompes qui sera le facteur principal des accidents et dont l'existence rendra illusoires vos tentatives thérapeutiques sur l'endomètre et sur le col.

Donc, en principe, il y a toujours avantage à pousser jusqu'au bout l'examen de sa malade, sans se contenter de tel diagnostic qu'on aura pu poser chemin faisant.

PREMIÈRE PARTIE

INTERROGATOIRE DE LA MALADE

Conditions d'un interrogatoire utile.

Les renseignements que peut fournir la malade sur les accidents qu'elle éprouve, sur la marche de son affection, sur les traitements déjà employés sont d'une grande valeur pour le diagnostic.

Mais encore faut-il qu'ils soient recueillis avec ordre et méthode.

Pour cela, il est un point de pratique qu'il importe de bien connaître :

Si on laisse la malade livrée à son inspiration dans le récit de son histoire, on peut être certain qu'elle procèdera sans ordre, qu'elle s'étendra longuement sur mille détails oiseux, omettant par contre de vous renseigner sur bien des points d'une importance réelle ; en fin de compte, on aura perdu beaucoup de temps et on sera un peu moins avancé qu'auparavant dans la voie du diagnostic.

Si l'on veut que l'interrogatoire soit profitable, il faut

le diriger soi-même suivant un ordre méthodique, procéder par demandes et réponses et ne jamais laisser la malade s'égarer dans une digression qui ne soit pas la réponse nette et précise à la demande que l'on vient de formuler ; cela est moins facile qu'on ne pourrait le croire, avec certaines femmes très prolixes qui suivent volontiers leur idée et qu'on est obligé de ramener sans cesse à la question.

Dans ces conditions, mais dans ces conditions seulement, cet interrogatoire est un temps préliminaire des plus utiles ; il n'autorise guère, à lui seul, un diagnostic ferme ; mais il confère une certaine somme de présomptions que l'examen physique aura pour rôle de vérifier.

Fiches d'observations.

Soit dans une clinique, soit même en clientèle privée, il est bon de consacrer à chaque nouvelle malade une fiche d'observation.

Le modèle que j'emploie est une feuille de carton divisée en deux colonnes verticales ; dans la première colonne sont imprimés les énoncés des questions ; dans la seconde, dès le premier interrogatoire, on inscrit, en regard de chaque question, la réponse de la malade ; au verso de la feuille sont relatés les incidents de la maladie et le traitement.

Par ce moyen, les renseignements sont fournis une fois pour toutes ; on évite, à chaque nouvel examen de la malade, de fastidieuses redites ; un simple coup d'œil jeté sur la fiche vous renseigne du premier coup, sans compter que l'ensemble de ces fiches constitue, à la longue, une précieuse réserve d'observations.

Chaque fiche est munie d'un numéro d'ordre. — En tête, se trouve un espace blanc, réservé à l'inscription du diagnostic ; — au-dessous, la date du premier examen ; — puis les indications relatives au nom, à l'adresse, à l'âge, à la profession ; — la malade est-elle mariée ? est-elle célibataire ? avant de répondre affirmativement à cette dernière mention, se souvenir qu'on est gynécologue et non pas employé de l'état civil.

Vient ensuite l'interrogatoire proprement dit.

CHAPITRE PREMIER

LES COMMÉMORATIFS

SOMMAIRE :

Antécédents héréditaires, antécédents personnels. — Accouchements antérieurs, à terme, avant terme. — Date du début des accidents. — Marche de ces accidents. — Traitements déjà suivis.

Antécédents héréditaires.

S'en informer sommairement, au point de vue surtout de la tuberculose, du cancer, de l'hystérie.

Antécédents personnels.

S'enquérir des affections graves qu'a pu éprouver la malade, soit dans son enfance, soit à l'époque de la puberté, soit, en général, dans toute la période de son existence antérieure au début de la maladie actuelle.

A-t-elle eu des accidents de chlorose, des troubles nerveux ?

Insister plus spécialement sur les accidents *d'ordre génital :*

A quel âge s'est établie la menstruation ? —comment s'est accomplie cette fonction pendant la période virginale ? (1) —les règles étaient-elles douloureuses ?—quels étaient leurs caractères comme durée, abondance, périodicité ? —cette fonction a-t-elle été modifiée par les premiers rapports sexuels, et dans quel sens ? — La malade a-t-elle eu des troubles génitaux pendant sa vie de jeune fille ? (2) — était-elle sujette à des pertes blanches ? — cet état s'est-il modifié ou aggravé après les premières approches conjugales ?

Accouchements antérieurs.

a. — *A terme.* — Non seulement il faut en noter le nombre et les dates, mais s'enquérir des particularités qui ont pu signaler chacun d'eux.

La grossesse a-t-elle été normale ou compliquée de quelque incident pathologique (éclampsie, hémorragies, etc.) ?—pendant l'accouchement et les suites de couches, une antisepsie sérieuse a-t-elle été faite ? — l'accouchement s'est-il accompli spontanément ou au prix d'une intervention ? — y a-t-il eu quelque déchirure notable du périnée et, le cas échéant, a-t-on pratiqué des sutures ? — la délivrance a-t-elle été spontanée ou artificielle ? — s'est-elle accompagnée d'hémorragie ? — combien de temps la malade a-t-elle observé le repos au lit ?—a-t-elle souffert pendant le post-partum ?—a-t-elle eu de la fièvre, des accidents puerpéraux quelconques ?— perdait-elle encore du sang quand elle s'est levée et combien de temps a persisté cette perte ? — a-t-elle allaité son enfant ? — pendant combien de temps ? — comment

(1) Nous prenons dès maintenant pour type le cas le plus fréquent en gynécologie, celui d'une femme déflorée et, plus spécialement, d'une femme ayant eu des accouchements ou des fausses-couches.

(2) La *métrite virginale* est plus commune qu'on ne le croit dans le public.

se sont comportées la santé générale et la fonction menstruelle pendant la période de l'allaitement ?

b. — *Avant terme.* — Les fausses-couches doivent être recherchées avec autant de soin au moins que les accouchements à terme. Plus souvent peut-être que ceux-ci, elles sont le point de départ d'accidents génitaux ultérieurs, parce qu'elles sont en général plus mal soignées, soit qu'elles aient passé inaperçues, soit qu'on les ait considérées comme des accidents sans importance.

Le médecin devra donc se renseigner sur la date, sur l'âge des fausses-couches qui lui seront signalées, sur la cause qui a pu les produire, sur la façon dont elles ont été soignées, sur les accidents éventuels qui les ont suivies.

Il devra en outre s'enquérir attentivement des *retards* que la femme a pu éprouver au cours de sa vie génitale, des circonstances qui ont signalé le retour des règles (douleurs expulsives, issue de masses solides, etc.) ; par ces commémoratifs, il lui arrivera de reconstituer certaines fausses-couches restées méconnues ou dont la réalité demeurait douteuse pour la malade.

Date du début des accidents.

Il est, en gynécologie, certaines affections pour lesquelles l'époque du début n'est même pas discutable. Telle est l'hématocèle rétro-utérine, intra-péritonéale, dont l'invasion brusque et dramatique ne saurait être méconnue ; telles sont encore certaines lésions de cause traumatique, l'inversion utérine puerpérale, les déchirures complètes du périnée, les fistules vésico- ou recto-vaginales dues à un accouchement laborieux, etc., dont la date d'origine se fixe d'elle-même avec précision.

Par contre, certaines tumeurs abdominales, kystes de

l'ovaire, fibrômes utérins, etc., peuvent rester ignorées des malades jusqu'au jour où elles se révèlent par leur volume excessif ou par quelque complication ; parfois même c'est le médecin qui les découvre fortuitement, au cours d'un examen entrepris pour tel ou tel symptôme accessoire. Mais, avant de devenir accessibles à l'exploration, depuis combien de temps existaient-elles ? c'est un point qui reste forcément douteux.

Entre ces deux types extrêmes se placent la généralité des cas de pratique courante, métrites ou endométrites chroniques, compliquées ou non de lésions des annexes, de déviations utérines, de traumatismes du col, du vagin, ou du périnée.

Dans l'immense majorité de ces cas, la femme fait remonter à tel accouchement ou à telle fausse-couche le début de ses accidents. Mais il faut bien savoir que souvent, cette femme ne s'est considérée comme malade que le jour où un symptôme quelconque, hémorragie, leucorrhée, douleur, est devenu particulièrement intense ou pénible. D'une manière générale, le début réel de l'affection est plus ancien que celui qu'indique la malade ; en serrant de près l'interrogatoire, on arrive à constater que, bien avant la date indiquée, ces symptômes, isolés ou réunis, existaient déjà, mais trop vagues ou trop atténués pour avoir attiré l'attention.

Souvent on découvre de la sorte qu'ils datent en réalité d'un accouchement ou d'une fausse-couche de date plus ancienne ; l'accouchement ou la fausse-couche incriminés par la malade n'ont fait que leur donner un coup de fouet, par un nouvel apport de microbes.

D'autres fois les accidents remontent aux premières approches conjugales. La *métrite des jeunes mariées* est une forme clinique que nous observons chaque jour. Les fatigues du voyage de noces, banalement invoquées, ont bon dos. Elles sont secondées, à mon sens, par deux causes plus positives : tantôt, un ou plusieurs avortements, méconnus et non soignés ; tantôt, plus fréquemment qu'on ne le pense, un reste de blennorragie maritale. Que cette métrite, quelle qu'en soit la cause, n'ait pas été traitée, comme c'est la règle, toute parturition ultérieure l'aggrave et la complique à son tour.

Etant donnée une femme mariée et accouchée, atteinte de métrite, il n'est pas rare de se convaincre, par l'analyse clinique, que son état est en réalité la résultante hybride d'une métrite virginale aggravée successivement par le mariage d'abord, par la parturition ensuite ; en d'autres termes, une infection microbienne banale sur laquelle sont venus se greffer tour à tour le gonocoque marital et le streptocoque puerpéral.

J'indique ces considérations pour montrer à quel point il importe de procéder à une analyse minutieuse, si l'on veut savoir à quoi s'en tenir sur l'époque précise où les organes génitaux d'une malade ont, en réalité, cessé d'être sains.

Marche de la maladie.

La date du début de la maladie étant déterminée avec toute la précision possible, il faut savoir quelles phases cette maladie a traversées, quelles allures elle a affectées avant d'aboutir à l'état actuel.

A-t-elle présenté des rémissions, des exacerbations, et sous quelles influences ?

Y a-t-il eu des poussées aiguës, avec accidents fébriles, qui ont obligé la malade à garder le lit ?

Les symptômes prédominants sont-ils toujours restés les mêmes, ou bien certains d'entre eux se sont-ils amendés pour faire place à d'autres ? une métrite peut avoir été hémorragique ou leucorrhéique au début ; puis, l'endométrite ayant guéri, tandis que le processus infectieux se propageait au parenchyme utérin ou aux annexes, la malade peut fort bien, quelques années plus tard, ne plus éprouver d'autre symptôme que la douleur et ne venir consulter que pour ce symptôme ; ce changement d'allures des accidents n'en est pas moins utile à connaître, si l'on veut être édifié sur leur véritable filiation.

Traitements déjà suivis.

Il n'est pas rare qu'une malade se présente au médecin après avoir esssayé divers traitements et en avoir constaté l'insuffisance.

Il ne faut pas négliger de se renseigner sur ce point : — en quoi ont consisté ces traitements ? — à quelle époque, pendant combien de temps ont-ils été suivis ? — quels en ont été les effets immédiats et consécutifs ?

Les malades déclareront souvent avoir pris des injections ou des bains, avoir subi des cautérisations variées.

Quelle que soit l'opinion qu'on puisse avoir sur la valeur de ces traitements, il faut s'abstenir de toute critique. Si l'on prévoit l'utilité possible d'une intervention différente, on dira simplement à la malade que l'insuccès des médications antérieures doit la convaincre de la ténacité de sa maladie et de la nécessité de tenter autre chose.

CHAPITRE II

LES SYMPTOMES DOULOUREUX

Sommaire :

Le symptôme douleur en gynécologie. — Névralgies à distance ; douleurs locales. — Douleurs locales : provoquées ; spontanées.

Etude des douleurs locales spontanées. — Siège ; — forme ; — allures cliniques. — Leur valeur diagnostique. — *Coliques ; prurit.*

Le symptôme douleur est loin d'être constant dans les affections de l'appareil génital de la femme.

Nombre d'entre elles, kystes de l'ovaire, fibrômes utérins, cancers au début, etc., ne s'accompagnent pas, à proprement parler, de souffrances.

Ce symptôme, par contre, existe toujours dans les *affections inflammatoires aiguës*, métrites, phlegmons pelviens, pelvi-péritonites, hématocèles rétro-utérines, etc.; c'est même lui, dans ces cas, qui occupe presque toute la scène ; c'est de lui seul que les malades se préoccupent.

Il joue encore un rôle à peu près exclusif dans ces poussées de *congestion aiguë de l'utérus*, sans inflammation proprement dite, lesquelles, assez mal définies quant à leur nature exacte, n'en constituent pas moins un type clinique des plus fréquents.

C'est enfin ce même symptôme douleur, sous forme d'hyperesthésie vulvaire, que l'on rencontre au premier rang dans cet état spécial, connu sous le nom de *vaginisme*, que nous étudierons plus longuement à propos de l'exploration par le toucher.

En dehors de ces deux catégories bien tranchées, reste

la classe si nombreuse des affections utérines ou péri-utérines, d'origine inflammatoire, à forme *subaiguë* ou *chronique*. Or, même dans ces conditions de chronicité relative, l'élément douleur fait rarement défaut; c'est souvent le premier symptôme qu'accusent les malades, soit qu'il existe seul, soit qu'il s'accompagne de certains autres.

Douleurs locales; névralgies à distance.

Qu'elles proviennent de l'utérus même ou des annexes, les douleurs liées à une lésion de l'appareil génital interne sont susceptibles de revêtir deux formes : les unes retentissent, sous forme de névralgies diverses, dans les points du corps les plus variés; les autres se manifestent dans la zone génitale proprement dite.

Il n'est question ici que de ces dernières; les névralgies à distance seront étudiées avec les troubles extra-génitaux.

Douleurs spontanées, douleurs provoquées.

Parmi les douleurs localisées à la zone génitale, il y a lieu d'établir une distinction entre celles que la malade éprouve spontanément et celles que provoque le médecin, au cours de l'exploration directe, par la pression ou la palpation exercées en certains points.

Celles-ci, disons-le tout de suite, ont une plus grande valeur diagnostique que les premières; mais nous y reviendrons quand nous aurons à étudier l'examen physique des organes; pour le moment, les douleurs spontanées, telles que les décrit la malade quand on l'interroge, doivent seules nous occuper.

Étude des douleurs locales spontanées.

Leur *siège* est variable.

Les plus constantes de toutes sont les *douleurs de*

reins, « le premier cri, en quelque sorte, de toutes les affections génitales (AUVARD) ».

Bien des malades aussi accusent des *douleurs hypogastriques*, ou des pesanteurs douloureuses dans la *région ano-périnéale* ; plus rare est la localisation spéciale décrite sous le nom de *coccygodynie*.

Les douleurs peuvent occuper les *parties latérales* du bas-ventre, — soit qu'elles se manifestent sous forme de *douleurs en ceinture,* partant de la région lombaire pour aboutir à l'hypogastre, — soit qu'elles se produisent dans les aines *(douleurs inguinales)*, — soit qu'elles s'irradient, ce qui n'est pas rare, jusque dans les *cuisses* ou dans toute l'étendue des *membres inférieurs*. — Ces douleurs latérales peuvent d'ailleurs être parfaitement symétriques des deux côtés, ou nettement hémi-latérales ; le plus souvent, elles existent dans les deux côtés, mais avec une prédominance marquée dans l'un ou dans l'autre.

Leurs modalités de forme.

Elles ne sont pas moins variées dans leur forme que dans leur siège.

Tantôt elles revêtent un caractère vraiment *aigu et névralgique* que les malades comparent à un pincement intérieur, à une torsion des organes, à la brûlure d'un fer rouge, etc.

Plus fréquemment elles constituent une *pesanteur* sourde dans tout le bas-ventre, avec *tiraillements douloureux dans les reins*. Ce symptôme est pénible surtout par sa continuité ; il aboutit à un état d'indolence, de lassitude perpétuelle, qui s'explique par la crainte instinctive de tout effort, de toute fatigue, même de la station debout prolongée, état qui équivaut à une infirmité véritable et qui empoisonne l'existence d'une femme. Le type que nous venons d'esquisser est des plus communs dans la pratique.

D'autres fois enfin les douleurs se produisent sous forme de *coliques* ou de *prurit* ; nous reviendrons tout à l'heure sur ces deux modalités un peu spéciales.

Leurs allures cliniques.

Quels que soient d'ailleurs leur siège et leur forme, les douleurs d'origine génitale interne sont rapprochées par une certaine communauté *d'allures cliniques.*

Elles procèdent, en général, par poussées plus ou moins aiguës, par des alternatives d'exacerbations et de rémissions ; — elles se calment ordinairement par le repos ; — elles s'exagèrent par les fatigues, par la marche, par les efforts, et, tout spécialement, par la station debout prolongée, laquelle est souvent plus pénible que la marche proprement dite ; — elles reçoivent fréquemment un coup de fouet à chaque époque menstruelle ; — elles sont aggravées par les rapports sexuels, surtout lorsque ceux-ci se compliquent d'excitations artificielles et prolongées ; — enfin elle se trouvent parfois augmentées après une exploration médicale.

Leur valeur diagnostique.

Restreinte, je le répète, aux manifestations spontanément ressenties, la douleur n'a par elle-même que la valeur d'un symptôme un peu vague et nullement pathognomonique.

Certaines particularités de *siège,* de *forme* ou d'*allures* peuvent fournir toutefois quelques présomptions, sous bénéfice d'une vérification ultérieure.

Les douleurs spécialement localisées sur la *ligne médiane* (reins, hypogastre, périnée) ou très symétriquement bilatérales (en ceinture, dans les aines, dans les cuisses) éveilleront l'idée d'une inflammation aiguë ou chronique de l'utérus proprement dit.

Si la malade accuse, avec des tiraillements douloureux dans les reins, la sensation d'un *corps lourd* occupant la cavité pelvienne, appuyant sur le périnée, semblant toujours prêt à sortir, surtout au moment des efforts de défécation, on devra s'attendre à trouver un utérus abaissé, ayant distendu ses ligaments suspenseurs, hyperplasié en totalité ou en partie. Les lésions utérines coexistent fréquemment, en pareil cas, avec une insuffisance périnéale plus ou moins accentuée.

Quand la *douleur hypogastrique* prédomine, symptôme qui s'accompagne souvent de *ténesme vésical*, on peut prévoir des lésions utérines du même ordre, mais avec exagération de l'antédéviation normale de l'utérus.

Une sensation fixe de pesanteur douloureuse vers l'*anus*, s'exagérant pendant la défécation, rendra probable une rétro-déviation de l'utérus et, plus spécialement, une rétro-déviation adhérente, — sans toutefois faire perdre de vue que les mêmes symptômes peuvent être produits par toute tumeur rétro-utérine (ovaro-salpingite adhérente dans le cul-de-sac de Douglas, hématocèle rétro-utérine, fibrôme de la paroi postérieure, etc.)

L'*unilatéralité* des douleurs ou leur prédominance dans l'un des côtés du ventre seront en faveur d'une lésion probable des annexes. Notons ici ce fait bizarre, mais très réel, que la douleur peut fort bien être localisée ou prédominante du côté qui correspond précisément aux lésions annexielles les moins profondes; on a souvent l'occasion de le vérifier dans les laparotomies.

L'extension de l'inflammation utérine aux annexes est encore probable quand les douleurs offrent un caractère bien net d'*acuité*, de *ténacité*, de *résistance prolongée à tous les traitements médicaux*.

Il ne faudrait pas cependant être trop exclusif dans ce sens et croire, avec certains chirurgiens, que les affections purement utérines sont constamment peu douloureuses par elles-mêmes. Il est hors de doute que telles formes de métrite chronique, indemnes de toute complication annexielle, provoquent fort bien des états douloureux rebelles ; l'observation clinique nous en donne la preuve chaque jour.

Ces formes douloureuses de métrites chroniques paraissent surtout liées à des lésions scléro-kystiques du col et, en particulier, à ce processus spécial auquel Emmet a attaché son nom et dont la filiation est la suivante :

Déchirure d'une des commissures du col, lors d'un accouchement ; — réparation imparfaite de cette déchirure, dans un milieu septique ; — formation d'un noyau cicatriciel dur, véritable clou pathologique *(cicatrical plug)* implanté dans le tissu utérin, comprimant les éléments nerveux de ce tissu et se propageant quelquefois, sous forme d'une induration douloureuse, dans l'épaisseur du ligament large.

Sans vouloir généraliser, autant que l'a fait Emmet, l'importance de ce processus, il est juste d'admettre qu'il constitue un type clinique fréquent qui vérifie à merveille l'adage chirurgical : *petite lésion, grande douleur.* Que l'on excise en effet ce nodule scléreux, que l'on avive la déchirure commissurale, qu'on la répare au moyen d'une suture bien aseptique, et, sans avoir touché aux annexes, on pourra voir en peu de temps les douleurs disparaître et l'induration paramétritique se résorber.

Coliques.

Les douleurs d'origine génitale affectent parfois la forme de *coliques*, c'est-à-dire de paroxysmes assez rapprochés, ayant en quelque sorte un caractère expulsif, séparés par des intervalles d'accalmie.

Les coliques génitales proviennent de la *trompe* ou de l'*utérus*.

Les premières (coliques *tubaires, c. salpingiennes*) s'observent lorsque la trompe fait effort pour évacuer dans l'utérus, à travers l'*ostium uterinum*, une collection liquide contenue dans sa cavité ; cette contraction douloureuse des parois de la trompe peut survenir spontanément ; d'autres fois elles est provoquée par la dilatation artificielle de l'utérus (méthode dite de WALTON, pour le traitement des abcès tubaires) ; dans l'un et l'autre cas, elle constitue d'ailleurs une rareté.

Plus fréquentes sont les coliques d'origine *utérine*.

Nous n'avons pas à étudier ici les cas nombreux où ce symptôme est lié à la grossesse, à l'accouchement, ou au *post-partum*.

On le constate fréquemment, en dehors de la puerpéralité, lorsque l'utérus réagit pour se débarrasser d'un contenu cavitaire dont l'issue rencontre un obstacle.

C'est ce que l'on observe chez bien des jeunes filles qui souffrent de coliques, à chaque époque menstruelle, parce que l'atrésie de l'orifice interne ou de l'orifice externe du col s'oppose à l'issue facile des règles.

Certaines femmes, atteintes d'endométrite, même légère, éprouvent des coliques analogues, dans l'intervalle de leurs règles, parce que l'issue de la sécrétion leucorrhéique se trouve entravée, soit par le simple gonflement de la muqueuse, soit par une courbure pathologique de l'utérus.

Les accidents de la *dysménorrhée* dite *pseudo-membraneuse* n'ont pas d'autre cause ; la muqueuse utérine se détache en bloc et s'élimine à la façon d'un corps étranger.

Telles sont encore les douleurs qui accompagnent parfois la simple introduction de l'*hystéromètre* ou la présence des *tiges* dilatatrices.

D'après le même mécanisme enfin, on voit certains *fibrômes* sous-muqueux, certains *polypes* intra-cavitaires, être *accouchés* graduellement, après avoir provoqué, pendant un temps variable, des contractions expulsives douloureuses.

Prurit.

Le *prurit*, vulvaire ou anal, constitue, en gynécologie, une dernière variété du symptôme douleur, et non pas la moins fréquente.

Très pénible parfois, privant la malade de tout sommeil, l'exposant à des excoriations graves, il impose une recherche étiologique attentive.

Il peut être dû à une cause *extra-génitale* (eczéma, diabète, parasites.)

D'autres fois, il s'observe chez des femmes atteintes d'écoulement leucorrhéique abondant et il semble lié à l'action irritante de cet écoulement sur la vulve ; ce symptôme m'a paru plus fréquent chez certaines leucorrhéiques âgées ; il coexiste souvent, ainsi que nous le verrons plus loin, avec un état variqueux de la muqueuse vulvaire ; il est d'ailleurs, il faut le savoir, assez rebelle, et il nécessite l'adjonction d'un traitement local direct au traitement causal de la leucorrhée.

Enfin il est des cas où, toute recherche étiologique restant vaine, on en est réduit à considérer le prurit comme de cause essentielle ou nerveuse. Chez une vieille dame de 64 ans, ni diabétique ni leucorrhéique, j'ai observé récemment un cas de ce genre ; le prurit était localisé à la région du clitoris ; cet organe était devenu gros, rouge, granuleux, saignant, au point de donner l'illusion d'un épithélioma au début ; l'existence de la malade étant devenue intolérable et tous les traitements médicaux ayant échoué, j'ai dû recourir à l'excision large du clitoris et des tissus vestibulaires pour mettre fin aux accidents ; l'examen micrographique n'a révélé d'ailleurs qu'une hyperplasie du tissu clitoridien normal, avec des ectasies lymphatiques.

CHAPITRE III

LES TROUBLES FONCTIONNELS

Sommaire :

1° Troubles de la menstruation.

A. — *Aménorrhée :* — *a,* par non apparition des règles ; — *b,* par suppression des règles.

B. — *Métrorragies :* — Distinction entre les hémorragies d'origine vulvo-vaginale et les hémorragies utérines. — Ménorragies ; — métrorragies proprement dites ; — causes ; — valeur diagnostique.

C. — *Dysménorrhée.*

2° Leucorrhée.

Leucorrhée aiguë. — Leucorrhée chronique ; — ses allures cliniques ; — son abondance ; — ses caractères physiques. — Ichorrhée.

3° Troubles de la fonction sexuelle.

Frigidité ; — impuissance ; — stérilité.

1° Troubles de la menstruation.

La menstruation, dans nos pays, s'établit chez la jeune fille vers l'âge de 12 à 16 ans en moyenne ; — pendant toute la période de la vie génitale de la femme, la grossesse et l'allaitement mis à part, cette fonction s'accomplit tous les 28 jours environ ; — elle dure, chaque fois, de 3 à 5 jours, pendant lesquels la femme, sans douleurs bien marquées, perd une quantité de sang qui peut être évaluée à 200 gr.; ce sang ne contient pas de fibrine et ne doit pas, par conséquent, former de caillots ; — la fonction menstruelle se supprime enfin, plus ou moins brusquement, vers l'âge de 45 ans.

Tel est le type normal.

Toute modification notable à ce type, dans cette fonction capitale de la vie féminine, doit être interprétée comme un symptôme morbide.

Ces modifications peuvent être de trois sortes :

Les règles sont supprimées, — ou notablement diminuées, comme durée ou comme fréquence, — *(aménorrhée.)*

Elles sont trop abondantes ou trop rapprochées *(métrorragie.)*

Elles sont douloureuses ou difficiles *(dysménorrhée.)*

A. — Aménorrhée.

Deux cas doivent être envisagés :

a — Les règles ne se sont jamais montrées.

On est consulté pour une jeune fille qui a dépassé l'âge moyen de la menstruation et chez laquelle cette fonction ne s'établit pas.

Tout d'abord il faut consulter l'état général. Chez nombre de sujets chlorotiques ou lymphatiques, les règles n'apparaissent que fort tard ; donc, ne pas se hâter de conclure à un état pathologique ; quelques mois de patience, aidés d'une bonne hygiène, jugeront souvent la question.

En dehors de ces cas, l'absence de l'instauration menstruelle peut revêtir deux formes qui correspondent à deux états anatomiques forts distincts et qui comportent surtout une différence radicale dans la conduite à tenir :

Aménorrhée réelle. — Elle est caractérisée par l'absence de toute sécrétion sanguine ; elle entraîne une stérilité irrémédiable et ne comporte aucune intervention curative.

Dans le plus grand nombre des cas, les ovaires, aussi

bien que l'utérus, font défaut ou sont réduits à l'état infantile, ce que révèle l'examen direct ; l'absence prolongée et absolue des règles est alors l'unique symptôme ; la jeune fille ne souffre pas, continue à se bien porter ; seulement les attributs de la maturité féminine, le développement des seins, des hanches, du système pileux font défaut chez elle ou restent tout au moins à l'état rudimentaire.

Plus rarement, l'utérus manque, mais les ovaires existent, quoique atrophiés ; il n'y a pas alors d'exhalation sanguine proprement dite, mais il peut se produire, du côté des ovaires, des phénomènes congestifs douloureux, tellement douloureux même que la castration a pu s'imposer en pareil cas.

Il est à peine croyable que, dans ces conditions d'aménorrhée réelle, des parents puissent laisser une jeune fille se marier. J'ai pourtant été consulté par une dame, *mariée depuis 14 ans*, n'ayant jamais eu ses règles ni aucune apparence de molimen menstruel ; le vagin n'existait pas, le coït s'accomplissait dans une sorte d'infundibulum, de 4 à 5 centimètres de profondeur, créé, à force de persévérance maritale, en avant de la fourchette ; le toucher rectal, combiné au cathétérisme de la vessie, révélait l'absence complète d'utérus ; et cette malade, lasse d'être stérile, venait sérieusement solliciter de moi une intervention.

Aménorrhée apparente. — Par opposition à ces formes d'aménorrhée réelle, on rencontre les accidents de l'aménorrhée dite *apparente*.

Ici, les organes essentiels de la menstruation, utérus et ovaires, existent et fonctionnent ; l'exhalation sanguine s'accomplit à son heure ; mais une malformation anatomique, atrésie congénitale ou acquise, du canal vagino-utérin, empêche le sang de faire issue au dehors.

On voit alors une jeune fille, d'ailleurs normalement développée, éprouver, à un moment donné, l'ensemble des symptômes du molimen menstruel, coliques, douleurs de reins, pesanteurs dans le bas-ventre ; ces symptômes se répètent et s'aggravent de mois en mois, jusqu'au jour où l'exploration locale, devenue nécessaire, fait constater une accumulation de sang dans les organes génitaux internes, sous forme d'une tumeur occupant le bas-ventre et remontant parfois jusqu'à l'ombilic.

Il faut, à tout prix, par une intervention opératoire, rendre au sang menstruel sa voie normale d'écoulement. Quand le vagin entier est à reconstituer de toutes pièces, l'opération est des plus laborieuses ; mais, d'autres fois, l'obstacle est constitué par une simple imperforation de l'hymen ; l'intervention est réduite alors à son maximum de simplicité ; j'ai observé, dans le service de M. Tillaux, à Lariboisière, une jeune fille chez laquelle l'hymen, ainsi distendu *à tergo*, bombait à la vulve sous forme d'une grosse tumeur, violacée et fluctuante, qui en avait imposé de prime abord au médecin de la malade pour une poche des eaux prête à se rompre.

b. — Chez une femme déjà réglée, les règles ont disparu.

En présence d'une femme, normalement réglée d'ordinaire, bien portante d'ailleurs, qui accuse une suppression des règles, le premier devoir du praticien, en dépit de toutes les dénégations et même de toutes les apparences, est de supposer une grossesse et de s'en tenir à ce diagnostic jusqu'à preuve évidente du contraire, ne fût-ce que pour rester sur la réserve et pour s'interdire tout traitement inopportun.

En dehors de cette grande cause, la puerpéralité, il est rare, en effet, que l'aménorrhée soit liée à une affection importante de l'appareil génital proprement dit. Je fais une exception pour certaines hématocèles rétro-utérines qui se produisent au cours des règles et dont l'apparition est signalée par un arrêt brusque de celles-ci ; dans ce cas, l'ensemble des symptômes concomitants ne laisse aucun doute sur le diagnostic. Je ne parle pas non plus de l'aménorrhée définitive qui suit la castration ovarienne, de l'aménorrhée temporaire qui succède parfois au simple curetage ; ici encore, le diagnostic s'impose de lui-même.

La suppression des règles n'en est pas moins un accident qui a le privilège d'inquiéter beaucoup les femmes, accident pour lequel le médecin est souvent consulté et auquel il est instamment prié de porter remède.

D'une manière générale, il devra s'abstenir de toute médication directe ; l'aménorrhée n'est guère dangereuse par elle-même ; elle ne peut l'être que par la cause qui l'a produite.

Un certain nombre d'aménorrhées sont en effet *symptomatiques* d'un état général grave ou d'une cachexie confirmée (affections fébriles aiguës, chloro-anémie intense, albuminurie, diabète, tuberculose, cancer, syphilis, etc.) ; ici, le diagnostic étiologique s'impose d'ordinaire ; c'est lui aussi qui commande le traitement ; si la cause pathogénique est curable, la fonction menstruelle se rétablira du même coup.

En dehors de ces aménorrhées symptomatiques, celles que l'on observe sont presque toujours de cause *accidentelle* ou *nerveuse ;* elles ne sont justiciables que de l'expectation ou d'un traitement moral.

Certaines femmes, au lieu d'avoir leurs règles tous les 28 jours environ, retardent de quelques jours chaque mois ; ce mode de menstruation, pour s'écarter un peu du type le plus ordinaire, n'a cependant rien de pathologique.

Il n'est pas rare d'être consulté pour une jeune fille

qui, après avoir été menstruée pendant plusieurs mois, reste quelque temps sans rien voir paraître. De même, à l'autre terme de la vie génitale, aux approches de la ménopause, des troubles analogues peuvent se manifester. Dans l'un et l'autre de ces cas, il ne faut voir que l'application d'une loi de physiologie générale, *natura non facit saltus* ; il n'est pas ordinaire que la fonction menstruelle s'établisse d'emblée avec une régularité parfaite ni qu'elle se supprime sans quelques hésitations.

Le praticien doit connaître aussi *l'aménorrhée de la lune de miel*, produite chez quelques jeunes mariées par l'effet des premiers coïts, et ne pas se hâter de conclure à une grossesse ; certains ménages lui reprocheraient amèrement une déception.

Un type d'aménorrhée qu'on observe souvent en clientèle, est *l'aménorrhée de cause nerveuse*.

Certaines hystériques ou névropathes restent des mois et des années privées de leurs règles, sans que l'on puisse trouver de cause matérielle à cette anomalie, sans que leur santé générale paraisse en souffrir.

A une cause analogue est due la *suppression temporaire des règles* qui survient, chez certaines femmes, sous l'influence de la *crainte*, ou, plus souvent, du *désir immodéré* d'une grossesse ; c'est un type clinique qui s'offre chaque jour à la perspicacité du praticien.

Il s'agit d'ordinaire de femmes approchant de la ménopause, stériles jusque-là ou restées infécondes depuis longtemps, hantées par l'idée fixe de devenir ou de redevenir mères pendant qu'il en est temps encore ; qu'elles subissent un peu de polysarcie abdominale, elles croiront volontiers au développement gravidique de l'utérus ; qu'elles éprouvent quelques troubles digestifs, elles y verront un indice nouveau de l'état qu'elles souhaitent ; qu'il y ait en même temps quelques borborygmes intestinaux, ce seront à coup sûr des mouvements fœtaux actifs.

Tels sont les grands traits de ces *grossesses nerveuses*, faciles à dépister avec un peu d'attention, moins faciles parfois à faire admettre par les malades.

Mentionnons encore les *aménorrhées* de *causes* tout à fait *vagues* ou *accidentelles* (émotions vives, impression brusque du froid ou du chaud, action de certains médicaments, de certaines odeurs, etc.) ; — enfin les *aménorrhées* de *cause introuvable*.

B. — Métrorragies.

Nous passons sous silence, comme ressortissant à l'obstétrique, toute la série des hémorragies de cause puerpérale, si importantes cependant pour le praticien, avortement, placenta prœvia, traumatismes obstétricaux (spontanés ou opératoires), inertie utérine après la délivrance, hémorragies du *post-partum*, etc.

Nous sommes sur le terrain de la gynécologie pure ; les hémorragies extra-puerpérales doivent seules nous occuper.

Ces hémorragies peuvent être de deux provenances bien distinctes :

a. — Hémorragies vulvo-vaginales.

En pratique, il ne faut jamais perdre de vue que toute hémorragie génitale ne vient pas forcément de l'utérus, ou, pour mieux dire, de l'appareil génital interne.

La vulve ou le vagin peuvent en être le point de départ.

Ces hémorragies d'origine vulvo-vaginale sont particulièrement graves dans l'état de grossesse, à cause du développement variqueux local qui accompagne cet état.

Même à l'état extra-gravidique, elles peuvent encore présenter une certaine importance.

Je n'insiste pas sur les traumatismes *accidentels*, qui rentrent dans la chirurgie générale.

Je mentionne seulement un traumatisme spécial à la région, le *traumatisme conjugal*; la rupture de l'hymen, chez les jeunes mariées, donne lieu quelquefois à une hémorragie assez inquiétante pour que le médecin soit appelé ; dans les mêmes conditions, ou même chez une femme déjà déflorée, un coït trop impétueux ou une forte disproportion des organes peuvent provoquer une hémorragie des plus graves, par déchirure des parois du vagin.

Enfin l'*ulcération de certains néoplasmes* vaginaux ou vulvaires est parfois l'origine d'hémorragies d'une extrême intensité.

Dans tous ces cas, la provenance vulvo-vaginale du sang est facile à reconnaître, à la condition que l'examen direct ne soit pas omis. Si, appelé auprès d'une femme qui perd du sang par les voies génitales, on ne songe qu'à l'utérus, on commettra parfois de grosses erreurs de diagnostic et on épuisera en pure perte les hémostatiques médicaux, tandis qu'une pince ou un point de suture, placés au bon endroit, auraient fait prompte justice des accidents.

b. — Hémorragies utérines.

Ce sont de beaucoup les plus fréquentes. Pour être exact, on devrait les appeler *utéro-tubo-ovariennes*, d'après les organes divers qui peuvent prendre part à leur production. En pratique, on les considère plus simplement comme se produisant, dans la généralité des cas, à la surface de la muqueuse utérine.

Une femme peut être considérée comme perdant pathologiquement du sang par l'utérus dans l'une des conditions ci-après :

Les règles viennent *en leur temps normal*, mais elles

sont *excessives comme durée ou comme abondance (ménorragies)*.

Les règles *se renouvellent trop souvent, avancent d'une façon excessive sur l'époque normalement prévue (métrorragies proprement dites)*. Elles peuvent conserver une certaine périodicité ; mais d'autres fois toute périodicité est rompue ; les pertes se succèdent sans régularité aucune, affectant quelquefois une sorte de *forme subintrante*, dans laquelle la malade, suivant son expression, est *constamment dans le sang*.

Il n'est pas inutile de savoir à laquelle de ces formes on a affaire.

Les métrorragies proprement dites, les pertes irrégulières peuvent être banalement liées à toute lésion ulcérative ou congestive de la muqueuse utérine.

Les allures ménorragiques des pertes indiquent au contraire plus spécialement la participation des ovaires au processus hémorragique et, s'il s'agit, par exemple, d'hémorragies causées par un fibrôme utérin, cette donnée peut renseigner utilement sur le succès plus ou moins probable de la castration ovarienne.

Leur abondance. — L'abondance de la déperdition sanguine est variable ; elle est difficile à évaluer exactement, surtout lorsqu'il s'agit de pertes qui se succèdent à bref délai et qui se renouvellent habituellement ; c'est surtout le degré de dépérissement et d'aglobulie provoqué par ces pertes qui doit préoccuper le clinicien.

Leurs caractères. — Les femmes signalent assez souvent ce fait que le sang qu'elles perdent est plus ou moins mélangé de *caillots*. Ce renseignement, nous l'avons dit plus haut, prouve qu'il ne s'agit pas de règles normales ; mais, en dehors de cette circonstance, il n'a pas, en réalité, grande valeur. Il indique seulement que le sang a séjourné dans la cavité utérine ou dans le vagin, avant de faire issue au dehors. Le médecin doit toutefois, lorsqu'un caillot de quelque volume lui est présenté, l'examiner avec attention, pour s'assurer s'il ne contient pas autre chose que de la fibrine coagulée (embryon, débris ovulaires, fragments de néoplasme, etc.).

Ce qui est plus important, c'est de savoir si le sang des pertes vient *à l'état pur*, ou s'il vient mélangé de *mucus*, de *pus* ou de *sérosité* ; — de s'informer en outre s'il n'a que l'*odeur* ordinaire du sang des règles ou s'il présente au contraire une *fétidité* spéciale.

Point n'est besoin d'insister sur l'importance diagnostique de ces diverses circonstances.

LEURS CAUSES. — L'hémorragie génitale étant reconnue d'origine utérine, ses principaux caractères étant étudiés, il s'agit de rechercher sa *cause*.

Deux cas cliniques doivent être considérés :

a. — S'agit-il d'une perte isolée, accidentelle, survenue inopinément ?

Dans la grande majorité des cas, la première hypothèse qui doit être examinée par le praticien est celle d'une *fausse couche*, spontanée ou provoquée.

Cette hypothèse acquiert tout de suite une sérieuse valeur si la perte succède à une période d'aménorrhée avouée par la malade et si elle s'accompagne de coliques utérines à forme expulsive.

Mais ces deux signes ne sont pas indispensables ; d'une part, l'aménorrhée préexistante peut être niée par la malade ; d'autre part, les douleurs ne surviennent souvent qu'un temps variable après le début de l'hémorragie ; c'est même ce dernier caractère qui différencie principalement la fausse couche de certaines règles douloureuses où les douleurs ouvrent la scène et s'atté nuent au contraire à mesure que l'écoulement sanguin s'établit.

Donc, c'est surtout à l'exploration directe que s'en rapportera le médecin pour décider s'il s'agit ou non d'une fausse couche ; les renseignements de la malade doivent, en principe, être suspects et ne venir qu'au second rang.

Cette cause primordiale, l'avortement, étant éliminée, le praticien, mis en présence d'une métrorragie accidentelle, pourra songer à incriminer : — des excès récents de coït (*métrorragie balistique*) ou toute autre excitation génésique ; — plus rarement, une émotion vive, une frayeur, l'action d'un bain trop chaud, un changement d'altitude, le séjour au bord de la mer, etc.

Il devra penser surtout aux causes énumérées dans le paragraphe qui va suivre.

b. — S'agit-il de pertes habituelles, ayant de la tendance à se renouveler ?

Il faut éliminer d'abord celles qu'on ·peut appeler *médicales*, c'est-à-dire celles qui proviennent d'une congestion passive de l'utérus par gêne de la circulation générale (maladies chroniques du cœur, des poumons, du foie, des reins) ou d'une altération du sang (fièvres éruptives, fièvre typhoïde, chloro-anémie grave, etc).

Le diagnostic de ces divers états s'impose souvent de lui-même.

On songera ensuite aux métrorragies, si fréquentes, de la *puberté* ou de la *ménopause*, métrorragies analogues aux aménorrhées que nous avons signalées à ces deux périodes extrêmes de la vie génitale, susceptibles d'ailleurs d'alterner avec elles.

Viennent enfin les *métrorragies chirurgicales proprement dites*, lesquelles ressortissent à quatre causes principales :

L'endométrite hémorragique. — Ce n'est guère l'endométrite du col, même avec des lésions d'aspect ulcéreux, qui provoque des hémorragies.

Si elle donne du sang, celui-ci n'apparait qu'en petite quantité, mêlé aux glaires muco-purulentes du catarrhe cervical.

La vraie endométrite hémorragique, celle qui donne lieu à des pertes sanguines profuses, qui met parfois en péril la vie des malades, est, en quelque sorte, la caractéristique de l'envahissement de la muqueuse corporéale.

Nous reviendrons plus loin sur cette importante distinction.

Les fibrômes. — Ces tumeurs, surtout quand elles sont interstitielles ou sous-muqueuses, sont une cause fréquente de métrorragies rebelles.

Comme aucun caractère clinique ne permet de distinguer ces métrorragies de celles qui sont produites par l'endométrite simple, on admet qu'elles sont, le plus souvent, le résultat d'une endométrite provoquée par le voisinage de la tumeur.

Le cancer. — Qu'il siège sur le col de l'utérus ou qu'il soit localisé à la muqueuse du corps, le cancer, à toutes ses périodes, est, par excellence, un facteur métrorragipare.

Au début, il donne souvent du *sang pur*. Mais il est rare qu'à une période plus ou moins avancée de son évolution il ne soit pas caractérisé par le mélange d'un *ichor fétide* à l'écoulement sanguin.

Le cancer doit être soupçonné d'emblée chez toute femme qui a franchi la ménopause depuis un temps variable et qui constate un beau jour, par le retour imprévu d'hémorragies génitales, *qu'elle redevient jeune femme.*

L'ovaro-salpingite chronique. — Par un mécanisme assez obscur, les lésions inflammatoires chroniques des trompes et des ovaires, particulièrement la dégénérescence scléro-kystique de ces derniers organes, entretiennent souvent des métrorragies rebelles contre lesquelles échouent toutes les ressources de la thérapeutique intra-utérine, y compris le curetage.

Il importe donc de bien rechercher ces lésions ; et, quand on les a constatées, de ne promettre une guérison par les méthodes non mutilantes que sous toutes réserves ; il peut fort bien se faire, en effet, que la cessation des métrorragies ne s'obtienne, en pareil cas, que par l'extirpation des annexes malades.

Valeur diagnostique du symptôme métrorragie.

Par les développements qui précèdent, on voit que nous pouvons répéter, pour le symptôme *métrorragie*, ce que nous avons dit du symptôme *douleur* et du symptôme *aménorrhée :*

Aucune des particularités qui peuvent ressortir de l'interrogatoire de la malade, quant à la cause de ce symptôme, ne suffit pour asseoir un diagnostic certain ; ces données doivent toujours être complétées par l'exploration directe.

Encore est-il que celle-ci reste quelquefois négative. C'est alors qu'on se trouve obligé de conclure à la *métrorragie essentielle* ou *idiopathique,* éventualité médiocrement satisfaisante, mais trop réelle pour ne pas être signalée.

C. — Dysménorrhée.

Les règles normales, nous l'avons dit, sont à peu près indolores.

Il n'est pas rare qu'il en soit autrement et que les

époques menstruelles, d'une façon habituelle ou fortuite, soient l'occasion de coliques utérines plus ou moins pénibles.

Nous avons noté, en étudiant le symptôme douleur, la dysménorrhée liée à *l'atrésie des orifices utérins*, celle aussi qui s'accompagne de l'élimination de la muqueuse utérine *(d. pseudo-membraneuse)*.

Mais il ne manque pas d'autres cas où les règles peuvent être douloureuses.

Ce symptôme peut résulter soit d'un simple *état névropathique;* soit de *toute lésion chronique de l'appareil utéro-ovarien*, métrite, paramétrite, salpingite catarrhale ou parenchymateuse, ovarite scléro-kystique, néoplasmes divers de l'ovaire ou de la trompe, varicocèle pelvien, hydro- hémo- ou pyo-salpinx, phlegmon du ligament large, hématocèle rétro ou péri-utérine, etc.

Un symptôme qui peut relever de tant de causes diverses est donc trop vague par lui-même pour que nous devions y insister.

2° Leucorrhée.

Ce terme est consacré par l'usage. En réalité, les sécrétions pathologiques de l'utérus sont rarement *blanches*, mais, bien plus souvent, *jaunes* ou *vertes*.

Où commence, en matière de leucorrhée, l'état morbide ?

Physiologiquement, les organes génitaux de la femme sont le siège de trois sortes de sécrétions destinées à entretenir l'humidité normale de ces organes : — la sécrétion *sébacée* des glandes *vulvaires*, acccumulée souvent, sous forme de smegma, dans les replis de la vulve ; — la *sécrétion vaginale*, simple desquamation épithéliale donnant naissance à un liquide laiteux, opalescent, de réaction *acide*, qu'on trouve fréquemment coagulé dans les culs-de-sacs vaginaux en petites masses caséiformes ; — la *sécrétion utérine normale*, à réaction *alcaline*, visqueuse, mais transparente, comparable à du blanc d'œuf cru ; elle est fournie presque exclusivement par les glandes de la cavité cervicale ; elle se montre, au niveau de l'orifice externe du col, sous forme d'une gouttelette translucide et très adhérente, quand on examine au spéculum une femme parfaitement saine.

Le mélange de ces trois sécrétions lubréfie plus ou moins richement le vagin et la vulve.

Mais, *caractère clinique essentiel*, il n'est jamais assez abondant, à l'état de santé, pour tacher ou empeser sensiblement le linge de la femme.

Toute femme dont la chemise est souillée d'une façon habituelle doit être considérée comme atteinte de leucorrhée ; ce critérium est la limite clinique entre l'état physiologique et l'état morbide.

Nous faisons abstraction, cela va sans dire, des circonstances accidentelles où les sécrétions génitales de la femme, celle des glandes de Bartholin en particulier, exagérées par le coït ou par toute autre excitation génésique, s'épanchent au dehors en une sorte d'éjaculation féminine ; le cas n'a rien de pathologique.

Leucorrhée aiguë.

Il est une variété de leucorrhée qu'il faut tout d'abord mettre à part ; c'est la forme aiguë.

Quand une femme accuse un écoulement abondant, épais, verdâtre, de date récente, avec rougeur, tension, gonflement douloureux de la vulve, — quand la miction ou le simple contact de l'urine sur la région vulvaire exaspèrent les douleurs, — on peut, avant tout examen, diagnostiquer une vulvo-vaginite aiguë ; la blennorragie est presque toujours en cause.

Leucorrhée chronique.

Reste la *leucorrhée proprement dite*, à forme ordinairement *chronique*.

Ses allures cliniques. — Constituée cliniquement par le caractère indiqué plus haut, elle peut atteindre des degrés fort variables.

Bien des femmes perdent quelque peu en blanc avant ou après leurs règles ; c'est un type tellement fréquent qu'il s'écarte à peine de l'état normal.

Chez d'autres, la sécrétion leucorrhéique est à peine apparente, localisée qu'elle est au fond de quelques ácini glandulaires ; pour la trouver, il faut la rechercher à l'aide d'artifices spéciaux (tampon d'épreuve de Schultze, douche d'eau chaude sur le col, pression sur les glandes de Bartholin) ; sous cette forme insidieuse, elle n'en a pas moins une importance réelle, au point de vue de la contagion ; c'est un point sur lequel nous aurons à revenir.

D'autres femmes enfin ont un état habituel de leucorrhée, mais avec des alternatives de recrudescence et de rémission qui coïncident généralement avec des variations parallèles de l'élément douleur.

Son abondance. — Elle varie, depuis la femme qui présente à peine quelques taches sur une chemise de 2 ou 3 jours, jusqu'à celle qui, suivant son expression, *a tout le temps ses règles en blanc* et dont l'état général traduit le plus souvent cette déperdition exagérée.

Ces divers points, relatifs aux allures et à l'abondance des pertes, doivent être fixés les premiers dans l'interrogatoire de la malade.

Ses caractères physiques. — On doit s'enquérir des caractères physiques de ces pertes, et, en premier lieu, de leur *consistance*.

La question peut être posée en ces termes :

Vos pertes sont-elles *claires comme de l'eau ; — crémeuses comme du pus ; —* ou *filantes comme des glaires ?*

En dehors de l'état de grossesse *(hydrorrhée amniotique* ou *déciduale)*, l'écoulement de *sérosité pure* par l'utérus est un fait extrêmement rare ; les cas d'hydromètre ou d'hydrosalpinx spontanément évacués au dehors sont plutôt des curiosités que des éventualités cliniques dont il y ait lieu de tenir compte.

L'écoulement de *pus* ou de *sérosité purulente* est plus fréquent.

C'est la forme habituelle de la vaginite et de la métrovaginite blennorragiques chroniques.

Un flot de pus s'échappant brusquement par la vulve témoignera de l'ouverture dans l'utérus ou dans le vagin d'une collection purulente développée au voisinage de ces organes et ayant contracté avec eux des adhérences ; — plus rarement, de l'évacuation spontanée d'un pyosalpinx par un *ostium uterinum.*

A la suite de l'ouverture dans l'utérus ou le vagin d'une collection purulente de voisinage, il peut persister une *fistule* qui donne lieu à un écoulement de pus, continu ou intermittent, par les organes génitaux externes.

En présence d'un écoulement de sérosité louche ou purulente, il faut encore penser à certaines *tumeurs intra-utérines* et aussi à certains *corps étrangers* oubliés dans les cavités utérine ou vaginale (tampons d'ouate, bandes de gaze, pessaires, etc.) ; mais ici intervient souvent l'élément *odeur,* sur lequel nous allons bientôt insister.

Vient enfin la leucorrhée *glaireuse,* que les malades comparent à du blanc d'œuf ou au mucus nasal du coryza.

Certaines femmes, sous l'impression du froid, du froid aux pieds surtout, s'enrhument de l'utérus comme on s'enrhume de la pituitaire.

D'autres, habituellement sèches, se mettent à perdre en blanc sitôt qu'elles sont enceintes et savent même diagnostiquer leur état d'après ce seul signe.

Dans la majorité des cas, la leucorrhée glaireuse revêt une teinte plus ou moins jaunâtre, variant du jaune-citron au vert-pistache ; sans faire intervenir le microscope, on peut d'emblée conclure à une affection inflammatoire, le plus souvent microbienne.

Ce catarrhe muco-purulent est, en quelque sorte, caractéristique de l'endométrite chronique du col, que cette endométrite relève de la blennorragie ou de toute autre infection. Parfois le muco-pus se détache sous forme de paquets, de filaments d'un certain volume, qui sont expulsés quand la malade se met debout, quand elle va à la selle, quand elle prend une injection ; d'autres fois, il est moins abondant et il se montre alors sous forme d'un enduit très visqueux, très adhérent à la muqueuse cervicale.

Ce catarrhe se distingue, dans tous les cas, par sa ténacité, par sa résistance aux traitements médicaux et aux topiques superficiels, le processus infectieux étant profondément cantonné dans des acini peu accessibles.

Les glaires sont parfois striées *de sang* ; ce dernier provient d'érosions de la muqueuse enflammée ; mais il se montre rarement en grande abondance, tant que l'endométrite reste exclusivement cervicale ; les hémorragies profuses, nous l'avons dit, sont plutôt la réaction de l'endométrite corporéale.

Cela ne veut pas dire que certaines malades ne puissent accuser à la fois des hémorragies profuses et du catarrhe muco-purulent ; cette association de symptômes indique tout simplement que l'endométrite est *totale,*

qu'elle intéresse à la fois le corps et le col de l'utérus ;
c'est un type clinique que nous observons chaque jour.

Ichorrhée.

Un caractère important, l'*odeur spécialement fétide*,
peut transformer l'écoulement leucorrhéique en *ichorrhée*.

L'écoulement ichorrhéique se montre d'ordinaire sous
la forme d'une sérosité roussâtre, parfois mélangée
de débris solides ; ce n'est ni du sang pur, ni du
pus véritable, ni du catarrhe muco-purulent.

Dans l'immense majorité des cas, ce caractère spécial
de fétidité est un indice de *cancer*.

Dans des cas moins fréquents, auxquels il faut toutefois songer, si l'on ne veut s'exposer à de grossières
erreurs de pronostic, il est simplement produit par une
putréfaction intra-vaginale ou intra-utérine (fibrôme
sphacélé, fœtus ou placenta, etc).

Dans des cas exceptionnels enfin, il accompagne une
forme spéciale de métrite chronique, *métrite caséeuse
fétide*, analogue à certaines rhinites du même ordre ;
je l'ai vu, en pareil cas, en imposer pour un cancer, au
point que l'erreur n'a été reconnue qu'au moment où
l'hystérectomie vaginale allait être pratiquée.

— Ces modes divers de la leucorrhée sont susceptibles
d'être très nettement décrits par la malade elle-même ;
voilà pourquoi j'en rattache la description à ce chapitre.

Il est superflu d'ajouter que le médecin aura en
outre, au cours de l'exploration directe des organes, à
en constater les caractères *de visu*, soit par le toucher,
soit par l'examen au spéculum.

3° Troubles de la fonction sexuelle.

Frigidité.

La simple frigidité, l'indifférence sexuelle est un état trop fréquent chez la femme pour être noté comme morbide, d'autant qu'il n'en résulte aucun obstacle essentiel à la fécondation. Les confidences qu'on peut recevoir sur ce point n'ont donc pas grande valeur.

Coït douloureux.

Il n'en est pas de même des conditions qui rendent le coït douloureux.

Sans parler des affections aiguës, l'accomplissement de l'acte sexuel peut être plus ou moins pénible chez un grand nombre de femmes atteintes de lésions inflammatoires chroniques de l'utérus, du paramétrium ou des annexes.

Tantôt les douleurs se produisent pendant l'acte même, par le choc direct du membre viril sur des organes hyperesthésiés ; plus fréquemment encore, une aggravation des douleurs habituelles suit de près tout rapprochement sexuel, par le fait de la congestion que provoque l'excitation génésique.

Dans tous ces cas de coït douloureux, la fécondation, sans être impossible, est assez rare, soit à cause des réserves que s'imposent les conjoints, soit en raison des altérations anatomiques des organes.

Coït impossible.

A un degré plus élevé, le coït est rendu absolument impossible, soit par une malformation organique, soit par cet état spécial d'hyperesthésie vulvaire connu sous le nom de *vaginisme*.

Ce dernier état amène tous les ans chez le gynécologue un certain nombre de jeunes ménages ; ici, la fécondation est tout à fait exceptionnelle, bien qu'elle ait pu être observée par simple éjaculation à l'entrée de la vulve.

Stérilité.

Bien que cet état soit, en réalité, une déviation du fonctionnement normal de l'appareil reproducteur, il ne devrait pas figurer dans ce chapitre.

Ce n'est pas, en effet, un symptôme pouvant servir au diagnostic de telle ou telle affection des organes génitaux ; bien au contraire, c'est un état morbide dont le diagnostic étiologique réclame précisément la connaissance préalable et l'analyse minutieuse des lésions diverses dont ces organes peuvent être atteints.

Toutefois, comme le praticien a souvent l'occasion d'être consulté sur cet état, nous ne pouvons le passer sous silence dans un livre comme celui-ci ; et nous empruntons au Dr Auvard (1) l'énumération des causes que doit successivement examiner le médecin, quand il est mis en présence d'un ménage stérile ; ces causes doivent être recherchées non seulement du côté de la femme, mais du côté du mari.

a. — Causes féminines.

1° *Vulve et vagin.* — Les obstacles à la fécondation sont les malformations, susceptibles de gêner l'union sexuelle ; l'inflammation vulvo-vaginale, qui ne peut d'ailleurs être considérée que comme une cause momentanée ; — les tumeurs vulvo-vaginales.

2° *Utérus.* — L'inflammation utérine empêche la conception, et en gênant la pénétration du sperme, et en diminuant la vitalité des spermatozoïdes par la réac-

(1). — A. AUVARD. — *Formulaire gynécologique illustré*, Paris 1892. — p. 100 *bis et ter.*

tion acide de l'écoulement, alors que normalement le milieu utérin est alcalin, c'est-à-dire favorable à l'intégrité du sperme. — La déviation, le rétrécissement du canal utérin, les malformations, empêchent l'ascension normale du sperme. — Les tumeurs utérines, cancer ou fibrômes, entravent et la conception et la fixation de l'ovule fécondé ; ce n'est là toutefois qu'une cause relative de stérilité.

3° *Trompes.* — La déviation de la trompe et les tumeurs de voisinage qui viennent la comprimer gênent la progression de l'ovule et empêchent sa rencontre avec le spermatozoïde. — La salpingite, — soit catarrhale ou pareuchymateuse, par les produits inflammatoires qu'elle contient, — soit kystique, pyosalpinx, hydrosalpinx, hématosalpinx, — est une cause relative de stérilité dans le premier cas et absolue dans le second. On comprend facilement que ce qui vient d'être dit pour les trompes ne s'applique qu'aux cas où la lésion est double, car, avec une trompe saine, la fécondation peut s'accomplir dans les conditions normales ; il en est de même pour l'ovaire dont il va être question.

4° *Ovaires.* — L'ovarite n'est une cause de stérilité que lorsqu'elle est très prononcée ; on voit en effet des femmes concevoir malgré une ovarite double ; l'atrophie peut conduire au même résultat, si la ponte ovulaire est supprimée. — Les déplacements de l'ovaire deviennent cause de stérilité quand l'organe s'éloigne du pavillon tubaire ; on voit néanmoins la migration ovulaire avoir lieu, c'est-à-dire la femme devenir enceinte, avec des déplacements de l'ovaire très notables. — Les tumeurs de l'ovaire, alors qu'elles sont bilatérales et assez volumineuses, entraînent d'habitude la stérilité.

5° Toutes les causes qui peuvent gêner la physiologie tubo ovarienne, telles les adhérences consécutives à la pelvi-péritonite, entraînent volontiers la stérilité.

b. — Causes masculines.

1° L'atrophie du *testicule*, consécutive à l'orchi-épididymite, est une cause fréquente de stérilité, quand elle est double; il en est de même de la plupart des tumeurs bilatérales des testicules.

2° *Voies éjaculatoires.*— Toutes les maladies portant sur ces voies, c'est-à-dire le canal déférent, les vésicules séminales, la prostate, l'urèthre, alors que, par l'inflammation, elles tuent les spermatozoïdes, ou que, par la déformation cicatricielle consécutive à l'inflammation, elles gênent l'éjaculation, toutes ces maladies peuvent être la source de la stérilité.

3° *Causes diverses.* — Diverses causes locales ou générales sont susceptibles de produire chez l'homme la stérilité, telles la spermatorrhée, les états pathologiques du sperme, sans qu'aucune maladie antérieure puisse quelquefois l'expliquer, les excès sexuels, les maladies générales, la syphilis par exemple, ou celles qui débilitent notablement l'individu, les vices de conformation des organes génitaux, tels que l'épispadias ou l'hypospadias, enfin les anomalies de l'éjaculation par le fait d'un fonctionnement vicieux des muscles qui entourent l'urèthre.

c. — Causes coïtales.

La conformation de l'homme et celle de la femme sont normales, mais l'accomplissement du coït ne peut avoir lieu, soit par le fait de l'impuissance masculine, ou de l'impuissance féminine, cette dernière étant plus communément désignée sous le nom de vaginisme.

d. — Causes générales.

Enfin il est une série de causes vagues, qui peuvent agir sur l'homme ou sur la femme, et dont le rôle paraît encore mal déterminé quoique réel, telle l'influence de certaines maladies générales, de l'hygiène et de l'alimentation, de la consanguinité et de l'hérédité.

CHAPITRE IV

LES DÉFORMATIONS EXTÉRIEURES SPONTANÉMENT RÉVÉLÉES

La malade accuse parfois, au cours de l'interrogatoire, certaines déformations extérieures qu'elle a constatées elle-même.

Tantôt il s'agit de *lésions siégeant à la vulve* (ulcérations, éruptions, néoplasmes) ou *perceptibles en cette région* (prolapsus utérin, colpocèle antérieure ou postérieure, corps fibreux intermittents ou accouchés, etc.) ; — (voir, plus loin, *examen de la vulve*).

Tantôt c'est une *augmentation de volume de l'abdomen*.

Ce symptôme peut être dû soit à une tumeur, soit à une grossesse, soit à un état de météorisme intestinal plus ou moins sujet à des intermittences ; nous l'analyserons ultérieurement de plus près.

Ce que l'on doit noter pour le moment, c'est que ce symptôme est très commun chez toute femme qui souffre habituellement de l'utérus ou des annexes, et que, la question de coquetterie aidant, il constitue souvent un des principaux motifs qui décident la malade à consulter.

Mais l'étude de ce point se rattache plutôt au chapitre suivant (voir *examen extérieur du ventre*).

C'est surtout après qu'on se sera convaincu, par l'examen direct, de la réalité d'une tumeur abdominale qu'il conviendra d'insister auprès de la malade pour être renseigné sur le mode de début, la marche, les allures, les caractères plus ou moins douloureux de cette affection, etc.; ces renseignements auront alors une très réelle valeur.

Ainsi parvenu au terme de son interrogatoire, quel terrain le médecin a-t-il gagné dans la voie du diagnostic ?

Mettons de côté, bien entendu, les cas exceptionnels où le diagnostic est, en quelque sorte, apporté tout fait par la malade elle-même ou se trouve posé, de toutes pièces, dès les premiers mots de l'interrogatoire (vaginisme, rupture périnéale complète, fistule recto- ou vésico-vaginale, etc.); l'examen physique n'a plus ici que la valeur d'un supplément d'information.

Mais, dans l'immense majorité des autres cas, aucun des éléments isolés de l'interrogatoire, ni les commémoratifs, ni les douleurs, ni la menstruation anormale, ni la leucorrhée, ni les troubles de la fonction sexuelle, n'a, par lui-même, de caractères assez tranchés pour autoriser un diagnostic.

Même réunis et rapprochés, se complétant et s'éclairant réciproquement, ces divers signes se traduisent rarement en une certitude.

Mais on peut dire aussi qu'il résulte de leur groupement, aidé par l'analyse attentive de chacun d'eux, un ensemble de présomptions en faveur de tel ou tel diagnostic.

Ce travail préliminaire prélude donc très utilement à l'exploration directe des organes ; le médecin aborde ainsi cette deuxième phase de son examen, muni déjà de certaines hypothèses, sachant par avance quels sont les points sur lesquels il devra plus spécialement porter son attention.

Il s'agit de transformer ces présomptions en un diagnostic ferme.

C'est le rôle de l'*examen physique*, dont nous allons maintenant nous occuper.

DEUXIÈME PARTIE

EXPLORATION DIRECTE DES ORGANES GÉNITAUX

CHAPITRE PREMIER

CONDITIONS CLINIQUES

DE

CETTE EXPLORATION

Sommaire :

Examen au domicile de la malade.

Aménagement et matériel d'une salle d'exploration gynécologique ; — instruments ; — objets de pansement ; — utilité des aides ; — position de la malade.

Examen au domicile de la malade.

Dans quelles conditions doit être pratiqué cet examen ? *au domicile même de la malade* ou *dans le cabinet du médecin ?*

Il est bien évident que, s'il existe une hémorragie abondante, des accidents fébriles, des phénomènes douloureux aigüs, on ne peut songer à examiner et à traiter la malade ailleurs que chez elle, aussi longtemps que ces accidents persisteront ; le médecin en est quitte pour s'astreindre à transporter avec lui l'outillage nécessaire.

En dehors de ces cas, l'examen à domicile est à rejeter, en principe, comme difficilement susceptible d'être complet et surtout aseptique.

Le bord du lit, qui vous est souvent proposé pour l'examen au spéculum, se trouve rarement à une hauteur convenable et ne présente pas une résistance suffisante pour une bonne position du bassin ; — ce meuble est souvent mal orienté, au point de vue de l'éclairage ; — enfin il est peu de milieux où l'on ait sous la main tout ce qui est nécessaire pour le lavage antiseptique du vagin, pour l'abstersion du col, pour tel ou tel pansement qui est le complément utile de l'exploration.

Pour ces diverses raisons, j'estime qu'il y a tout avantage à pratiquer l'exploration méthodique de l'appareil génital dans un local aménagé à cet effet.

Quand je suis appelé chez une malade et que je constate qu'elle est en état de marcher et de sortir, j'ai coutume de limiter mon premier examen au toucher vaginal et à la palpation du ventre ; cette constatation sommaire une fois faite, j'insiste pour que l'examen soit complété, par la suite, dans mon cabinet.

Les malades comprennent fort bien, en général, les considérations qui motivent cette préférence.

Nous supposerons donc, à partir de maintenant, l'examen gynécologique pratiqué soit dans une clinique, soit dans une pièce spéciale annexée au cabinet du médecin.

Le type d'installation que je vais décrire répond aux *desiderata* les plus complets ; il va sans dire que tout médecin sera conduit à le modifier suivant les ressources dont il dispose.

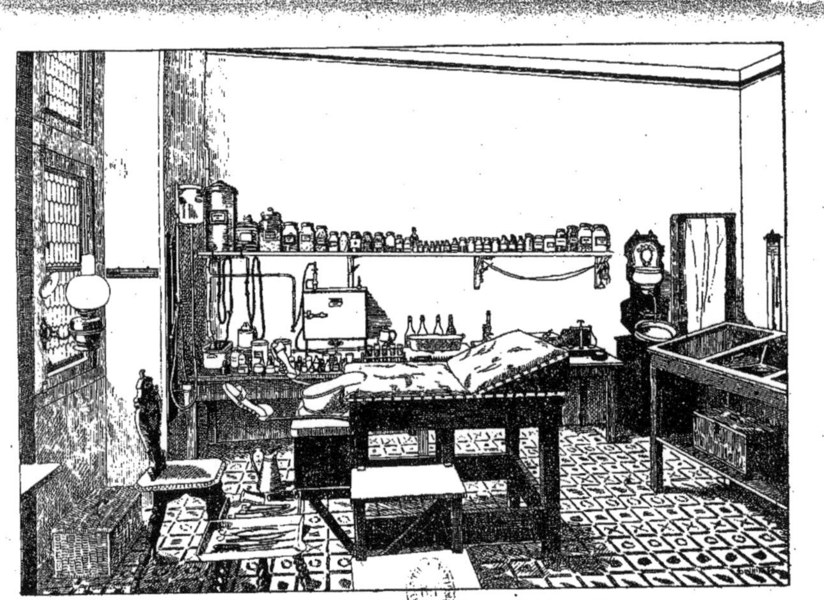

Fig. 1. — Salle d'exploration gynécologique. (Dr BERLIN).

Salle d'exploration gynécologique.

Cette pièce est destinée aux examens et non aux opérations proprement dites ; c'est dire qu'on n'y saurait exiger les conditions de stricte asepsie d'une vraie salle d'opérations.

On doit s'attacher cependant à ce qu'elle soit aussi vaste que possible, convenablement chauffée, dépourvue de rideaux, de tapis et de tentures. Pas de meubles recouverts d'étoffes ; comme sièges, des chaises en bois ou en fer. Sur le sol, une simple feuille de linoléum, qu'il est facile de laver chaque jour.

Il est utile qu'une *conduite d'eau* y accède directement et qu'un *réchaud à gaz* permette d'y entretenir constamment de l'eau bouillante.

Il va sans dire qu'un *lavabo* sera installé dans un coin de la pièce, que la brosse à ongles n'y sera pas oubliée et qu'une cuvette remplie de solution mercurielle tiède (1/2000) permettra, après chaque exploration, de faire suivre le savonnage et le rinçage des mains d'une immersion antiseptique.

L'éclairage doit être assuré au moins par une large fenêtre à vitres dépolies ou à vitraux de nuances claires. L'exposition au nord est la meilleure de toutes ; elle supprime la lumière solaire directe qui gêne, par ses reflets, l'examen au spéculum et qui fatigue l'explorateur. A côté de cette fenêtre sera fixée une puissante *lampe à réflecteur*, pour le cas où l'on aurait à pratiquer un examen le soir.

En face de la fenêtre, est placée la *plateforme à spéculum*.

Les nombreux modèles de fauteuils et de divans articulés, dont un mécanisme ingénieux dissimule l'usage, conviennent au médecin qui n'a pas tous les jours à pratiquer l'examen gynécologique et qui ne dispose que d'une seule et même pièce pour cet examen et pour ses autres consultations.

Pour celui qui peut consacrer à la gynécologie une pièce spéciale, il est de beaucoup préférable d'avoir une plateforme fixe, établie à demeure.

La meilleure de toutes est, à mon avis, la plus simple. J'emploie tout bonnement, pour ma part, une table en bois blanc verni, reposant solidement sur quatre pieds massifs ; elle s'élève à peu près à hauteur de la ceinture ; elle est recouverte de moleskine, légèrement rembourrée d'une couche de molleton. Au niveau des épaules et de la tête, elle offre la forme d'un plan incliné ; toute articulation destinée à faire varier l'élévation de la tête ou du bassin me semble inutile.

Sur le devant de cette plateforme, fixé au bord antérieur de celle-ci, est un *bassin en cuivre nickelé*, affectant la forme d'un petit bain de siège muni d'un orifice à son fond.

Ce réceptacle s'emboîte dans la partie supérieure d'une sorte de caisse adaptée à la partie antérieure du meuble ; cette caisse dissimule un large seau où viennent aboutir le liquide des lavages, les tampons d'ouate qui ont servi aux pansements, le sang des scarifications, etc.

Deux supports, fixés par de solides tiges de fer et convenablement écartés, soutiennent les pieds de la malade.

Celle-ci accède à la plateforme par un escabeau latéral.

Appareil à irrigation. — Il faut pouvoir irriguer à volonté les organes génitaux de la malade, soit au début soit au cours de l'examen.

On peut employer un récipient quelconque, en particulier le *sac en caoutchouc* de DOLÉRIS, qui est facile à aseptiser.

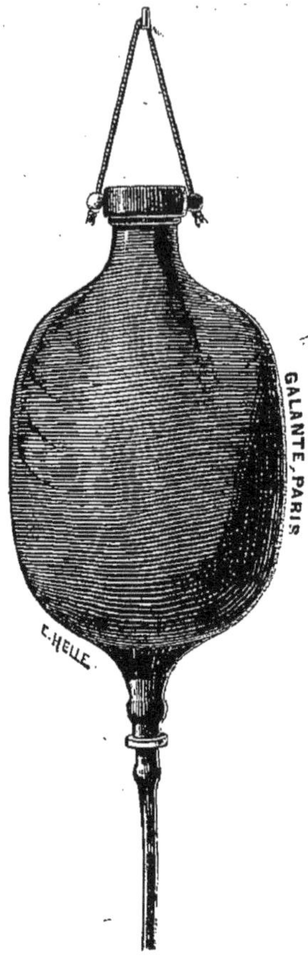

Fig. 2.
Sac en caoutchouc
de DOLÉRIS.

La *fontaine à support arti-culé*, de GALANTE, est également un appareil très recommandable ; — composée de pièces en verre et en métal nickelé, elle se prête à un nettoyage exact ; — son mécanisme spécial en rend le remplissage facile.

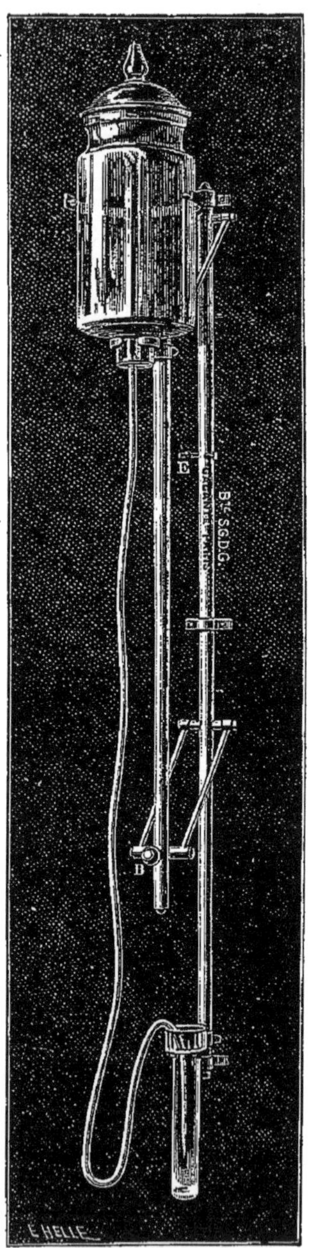

Fig. 3.
Fontaine à support articulé
de GALANTE.

Il sera bon d'avoir deux appareils irrigateurs fixés au mur, un de chaque côté de la fenêtre.

L'un contiendra une solution de *sublimé* à 1/4000, dont on fera usage dans la généralité des cas ; — l'autre, une *solution antiseptique moins active*, eau naphtolée saturée, eau boriquée à 3 0/0, ou simplement eau bouillie, pour les cas où l'on ne juge pas à propos d'employer le sublimé.

Chacune de ces solutions sera maintenue à une température de 35° à 40°, pendant toute la durée de la consultation.

Les *canules*, il ne faut pas l'oublier, doivent servir à plusieurs malades ; on emploiera donc, à l'exclusion de toute canule en gomme, celles en verre ou en caoutchouc

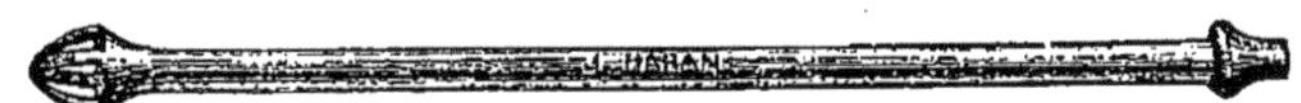

Fig. 4. — Canule en métal nickelé d'Auvard.

souple, qui se prêtent à un nettoyage facile, et, mieux encore, une *canule en métal nickelé* qui offre le grand avantage de pouvoir être flambée entre deux explorations successives.

Il va sans dire que récipients et canules seront nettoyés à fond chaque jour.

Instruments et objets de pansements.

Sur une table, à portée du médecin, se trouvent disposés les instruments de l'exploration courante, ainsi que les objets servant aux pansements les plus usuels.

1° INSTRUMENTS.— Ils seront entièrement métalliques et, autant que possible, nickelés.

Ils comportent :

a. — *Un spéculum de* COLLIN, à écartement parallèle

(voir, plus loin, *examen au spéculum*) ; — un *spéculum de* FERGUSSON ; — deux *valves vaginales*.

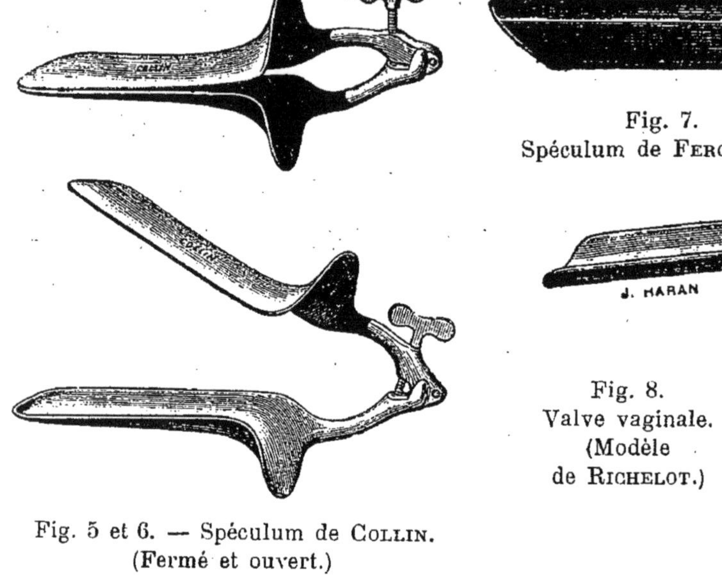

Fig. 7.
Spéculum de FERGUSSON.

Fig. 8.
Valve vaginale.
(Modèle
de RICHELOT.)

Fig. 5 et 6. — Spéculum de COLLIN.
(Fermé et ouvert.)

b. — *Une pince à pansements utérins*, coudée près des anneaux.

Dans la consultation d'un praticien, il est impossible de réaliser, entre deux pansements successifs, une stérilisation exacte des instruments ; je repousse donc, au nom de l'antisepsie, les pinces ordinaires, à mors fenêtrés ou cannelés.

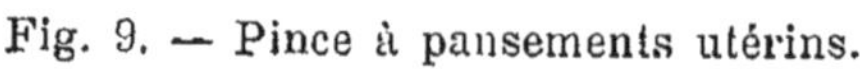

Fig. 9. — Pince à pansements utérins.

La pince à pansements n'est destinée, la plupart du temps, qu'à porter sur le col des fragments d'ouate, qu'à pousser dans le vagin des tampons d'ouate ou de gaze ; j'ai donc coutume d'employer des pinces dont les mors sont entièrement lisses sur leur face interne.

Si une traction ou une préhension plus solides deviennent nécessaires (arrachement de polypes muqueux, extraction d'une laminaire enchâtonnée, etc.), on utilisera la pince ordinaire, à mors cannelés ; mais cette pince ne servira qu'une fois dans la même séance et sera mise de côté pour être stérilisée ultérieurement.

c. — La *pince à drainage utérin*, que j'ai fait construire.

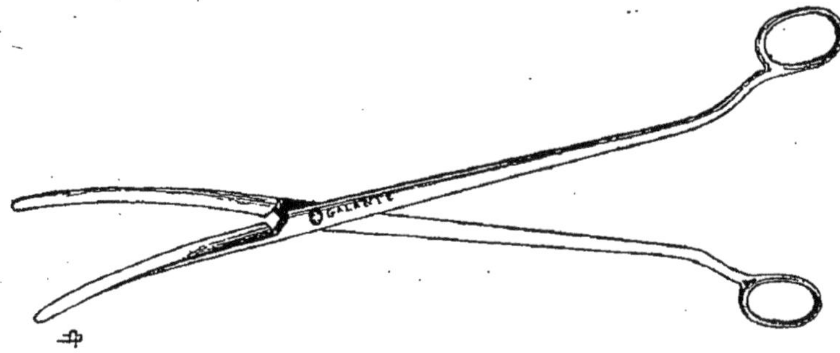

Fig. 10. — Pince à drainage utérin du Dr BERLIN.

Cette pince, à mors longs, étroits, lisses sur leurs deux faces, reproduit la courbure utérine normale ; elle permet d'introduire jusqu'au fond de la cavité utérine, même avec une dilatation médiocre de cette cavité, soit une lanière de gaze antiseptique, soit un drain, soit un tampon d'ouate imprégné de tel ou tel topique ; elle a cet avantage sur les pinces ordinaires, grâce à la disposition lisse de ses mors, de ne pas ramener avec elle, à mesure qu'on la retire, l'ouate ou la gaze qu'elle a introduites ; elle est d'ailleurs essentiellement aseptisable.

d. — Une *pince tire-balles américaine* ; — elle sert à fixer certains utérus mobiles ou fortement fléchis, soit pour l'introduction d'une tige de laminaire ou de tout autre topique intra-utérin, soit même pour le simple examen à l'hystéromètre.

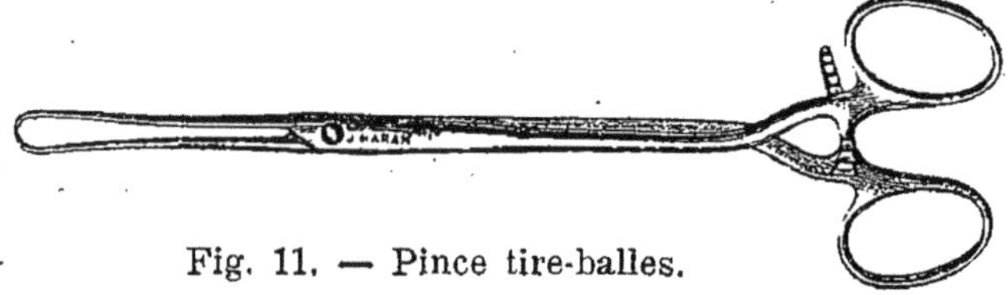

Fig. 11. — Pince tire-balles.

e. — Un *hystéromètre de* VALLEIX, dont je supprime le curseur (voir plus loin); — et un *hystéromètre* de

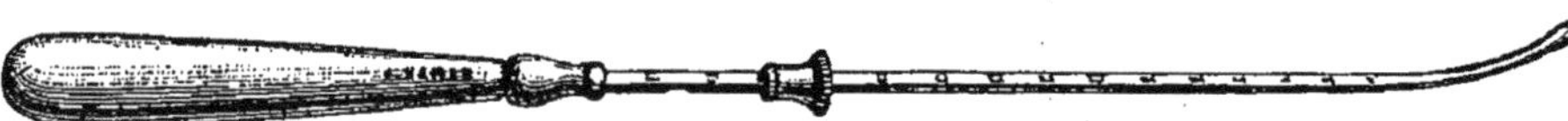

Fig. 12. — Hystéromètre de VALLEIX.

AUVARD, de calibre plus gros que le précédent, pouvant servir de redresseur utérin dans certaines déviations.

f. — Une ou deux *bougies uréthrales en gomme*, de petit calibre (n°s 8 à 10 de la filière Charrière), pour pra-

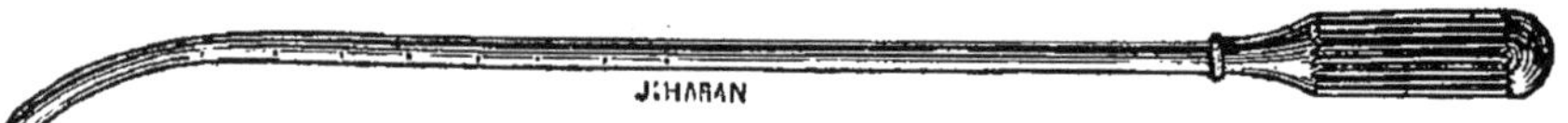

Fig. 13. — Hystéromètre d'AUVARD.

tiquer l'hystérométrie quand l'introduction de l'hystéromètre rigide n'est pas possible.

g. — Un *scarificateur du col* ; cet instrument sera choisi, de préférence, *pointu*, afin de permettre, outre

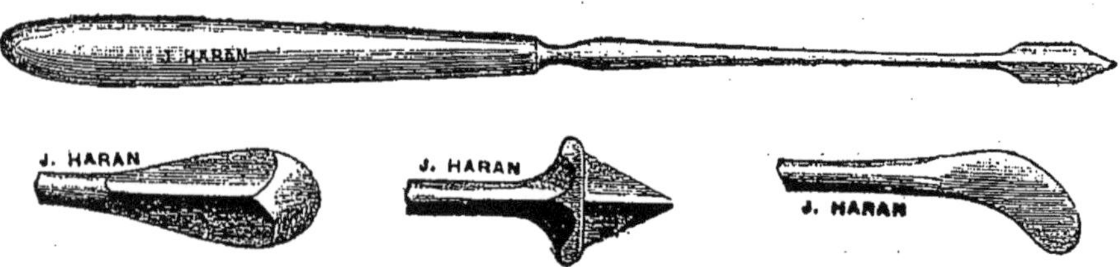

Fig. 14, 15, 16 et 17. — Scarificateurs du col utérin.

les scarifications proprement dites, la ponction des kystes folliculaires du col.

h. — Une *paire de ciseaux*, tant pour les débridements éventuels du col que pour la section aseptique des bandes de gaze, des fils attachés aux tampons, etc.

i. — Une *sonde vésicale métallique.*

j. — Une *pince* quelconque, ne prenant jamais une part directe aux pansements, exclusivement réservée à saisir dans les bocaux les objets qui y sont contenus (gaze antiseptique, ouate stérilisée, tampons, éponges, drains, tiges de laminaire, etc.).

k. — Un *dilatateur* pour la dilatation extemporanée

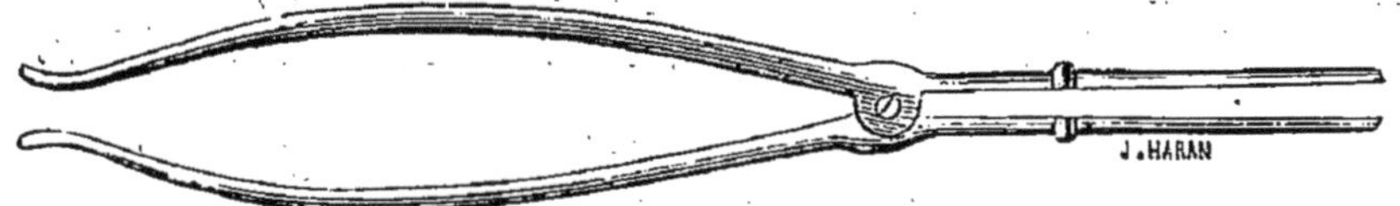

Fig. 18. — Dilatateur utérin d'AUVARD.

du col utérin ; celui du Dʳ AUVARD est un des plus simples.

l. — Une *sonde irrigatrice à double courant*, pour le lavage de l'utérus, celle de DOLÉRIS par exemple.

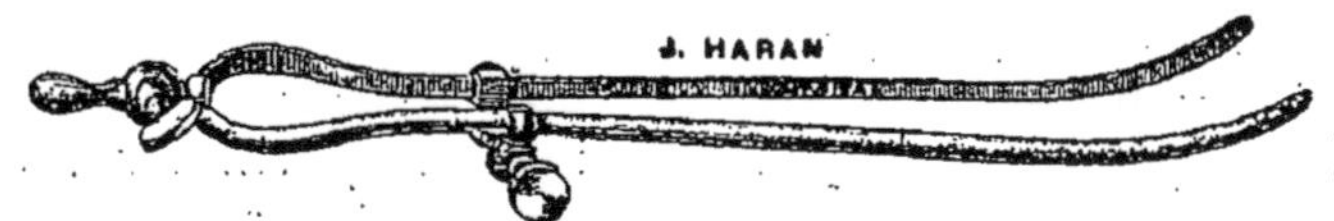

Fig. 19. — Sonde utérine à double courant de DOLÉRIS.

m. — Tous ces instruments sont disposés dans un *plateau* en verre, en porcelaine ou en tôle émaillée ; ils y sont immergés dans une solution antiseptique tiède ; on les en retire à tour de rôle au moment de s'en servir.

Le choix de la *solution antiseptique* n'est pas indifférent ; le sublimé, surtout à chaud, altère les instruments métalliques qui y font un séjour prolongé ; — le *lysol*, la *créoline*, donnent une émulsion opaque qui empêche de distinguer les instruments ; — l'*acide borique* est un peu illusoire ; — l'*acide phénique*, dans un cabinet de consultations, a contre lui son odeur ; — c'est encore l'*eau bouillie, saturée de naphtol*, qui réalise le mieux l'antisepsie relative que l'on recherche dans l'espèce.

n. — A côté du plateau à instruments se trouve un vaste *récipient* contenant aussi de l'eau naphtolée, mais à une température aussi voisine que possible de l'ébullition ; si l'eau de ce récipient peut être entretenue à l'état permanent d'ébullition, au moyen d'un réchaud à gaz, cela n'en vaut que mieux.

Au fur et à mesure qu'un instrument a servi, il est projeté dans cette eau bouillante ; l'examen terminé, les instruments sont repris un à un, à l'aide d'une pince ; on les essuie avec soin et on les replonge dans leur plateau, avant de les employer pour une nouvelle malade.

o. — Une *lampe à alcool*, disposée à portée de la main, permet de compléter, par le flambage, l'asepsie des instruments métalliques.

On doit, en principe, en faire usage pour tout instrument destiné à produire une solution de continuité des tissus (scarificateur, pince tire-balles) ou à pénétrer dans la cavité utérine (hystéromètre, pince à drainage utérin, etc.).

p. — La table qui supporte les instruments est munie d'un tiroir dans lequel sont rangées un certain nombre de petites *serviettes éponges*.

Deux de ces serviettes sont employées pour chaque

examen ; — dès qu'une malade s'installe sur la plate-forme, une serviette est disposée sur le rebord du bassin métallique ; elle sert au médecin à essuyer ses doigts et la canule irrigatrice, après le toucher et l'irrigation *(voir plus loin)* ; puis, l'examen terminé, à nettoyer le rebord de la plateforme et l'intérieur du bassin métallique ; — la seconde serviette est consacrée à sécher les instruments, après leur rinçage dans l'eau bouillante et avant leur rentrée dans le plateau.

Les deux serviettes sont rejetées ensuite dans une boîte à couvercle, placée par terre, dans un coin ; le contenu de cette boîte est, chaque jour, envoyé à la lessive.

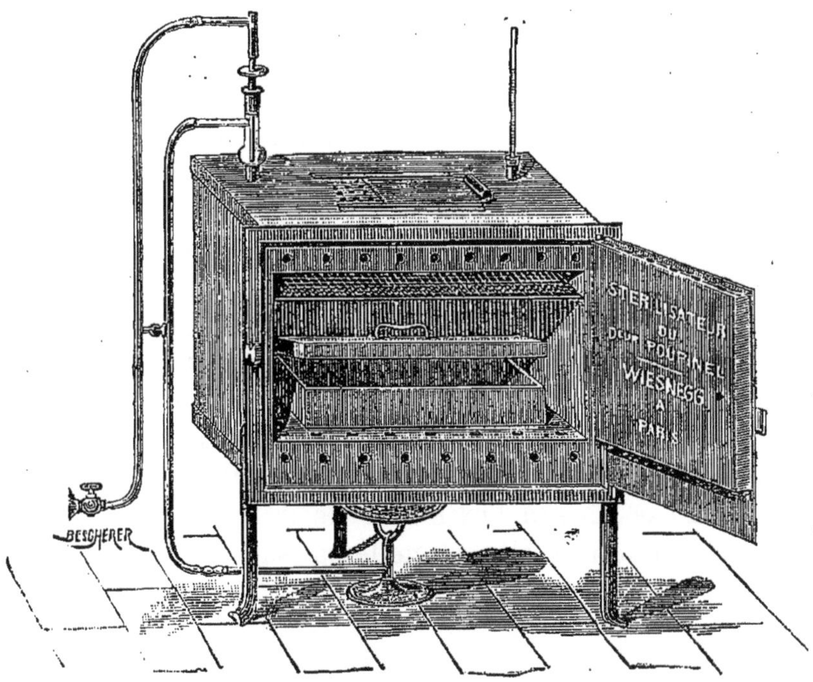

Fig. 20 — Etuve à air sec du Dr POUPINEL.

Ajoutons, pour compléter ce qui concerne l'asepsie des instruments, qu'à la fin de chaque consultation tous les instruments seront bouillis dans une solution de carbonate ou de borate de soude (2 gr. pour 100), brossés dans toutes leurs anfractuosités et soigneusement essuyés ; de temps en temps, ils seront passés à l'étuve.

2° Objets de pansements. — Sur la même table que les instruments se trouveront placés :

a. — *Deux grands bocaux en verre*, exactement fermés par des couvercles métalliques à charnière, pour éviter la pénétration de toute poussière extérieure.

L'un de ces bocaux contient une provision de *fragments d'ouate hydrophile stérilisée* ; ces fragments d'ouate, que l'on jette dès qu'ils ont servi, doivent supplanter à jamais, pour les abstersions du vagin et du col, pour les applications de topiques liquides, les antiques pinceaux de charpie, véritables nids à microbes, qui faisaient l'ornement des salles de gynécologie d'autrefois.

L'autre bocal renferme des *tampons d'ouate imbibés de glycérine*, de grosseurs variées ; je termine invariablement tout pansement et même tout examen cervico-vaginal par l'application d'un de ces tampons, soit simplement glycériné, soit recouvert d'une poudre antiseptique ; ce tampon est conservé par la malade jusqu'au lendemain matin ; il est muni d'un gros fil de soie qui, laissé libre à l'extérieur de la vulve, permet à la malade de retirer elle-même le pansement.

b. — *Deux bocaux plus petits* contenant, sous forme de bandes de 8 à 10 centimètres de large, — l'un, de la *gaze iodoformée* à 20 ou 30 0/0, — l'autre, de la *gaze salolée* à 20 0/0.

Cette dernière est plus appréciée, pour les usages courants de la clientèle, à cause de son odeur moins compromettante que celle de la gaze iodoformée ; mais son action antiseptique est infiniment moins énergique ; toutes les fois qu'un tamponnement utérin ou vaginal doit rester en place plus de 24 heures, c'est à la gaze iodoformée qu'il faut, de toute nécessité, donner la préférence.

c. — Plusieurs *pots en verre*, munis de couvercles, renfermant diverses *poudres antiseptiques* pour les pansements du col.

Celles de ces poudres qui trouvent le plus fréquemment leur indication sont : — L'iodoforme ; — le tannin ; — le salol ; — l'acide borique ; — et aussi les deux mélanges dont voici les formules :

```
A. :  Iodoforme................................ )  ā ā
       Salol (ou acide borique),................ )  p. e.
       Tannin................................... )
```

(Formule de TOUVENAINT*).*

```
B. :  Iodoforme................................ )
       Quinquina pulv........................... )  ā ā
       Benjoin pulv............................. )
       Carbonate de magnésie, saturé d'essence ) p. e.
       d'eucalyptus............................. )
```

(Formule de J. CHAMPIONNIÈRE).

Ces poudres diverses sont destinées à recouvrir les tampons d'ouate glycérinés.

d. — *Deux insufflateurs*, l'un rempli d'iodoforme pur, l'autre de l'une des poudres complexes ci-dessus, pour projeter directement ces poudres sur le col.

Les modèles d'insufflateurs sont très nombreux ; je n'ai

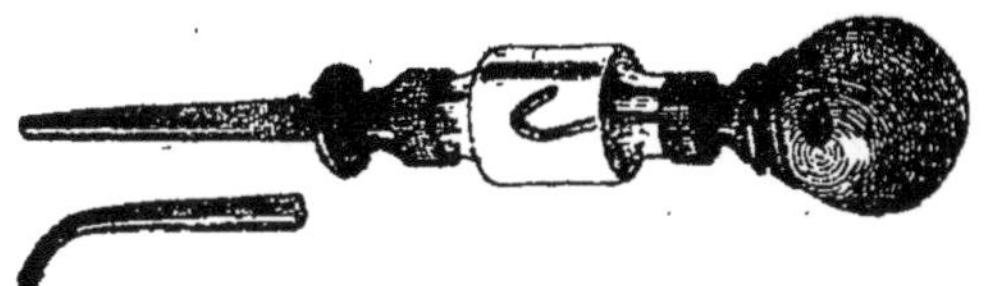

Fig. 21. — Insufflateur à iodoforme.

qu'à me louer de celui qui est figuré ci-contre. Faute

de mieux, un vulgaire soufflet à poudre insecticide remplit le but.

e. — Plusieurs *flacons* à large goulot, bouchés à l'émeri, contenant les principaux *topiques liquides* usités pour les pansements vulvaires, cervicaux et intra-utérins : — teinture d'iode ; — perchlorure de fer à 30° ; — chlorure de zinc, 1/10 ; — glycérine créosotée, 1/3 ; — glycérine phéniquée, 1/20 ; — nitrate d'argent, 1/10 ; — chlorhydrate de cocaïne, 1/20.

f. — D'autres *flacons* du même type, mais plus larges, renfermant : — l'un, des *tiges de laminaire aseptisées* (1) de longueurs et de calibres variés ; — un autre, des *éponges dilatatrices préparées* ; — un troisième, des *drains de caoutchouc*, bouillis et immergés dans la solution phéniquée à 5 0/0 ; — deux autres enfin, des *crayons intra-utérins solubles* ; parmi les innombrables substances préconisées chaque jour pour la composition de ces crayons, je n'emploie guère que l'*iodoforme* et le *sublimé* qui me semblent suffire à toutes les exigences de la pratique (2).

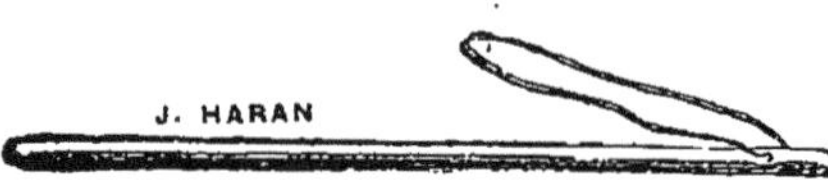

Fig. 22. — Tige de laminaire.

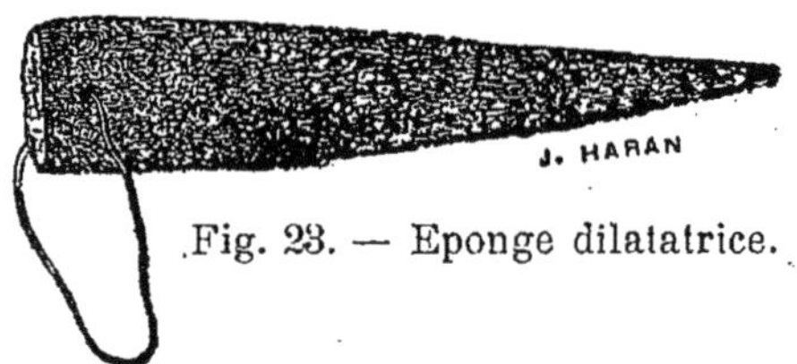

Fig. 23. — Eponge dilatatrice.

(1) Voir, pour la préparation de ces tiges :
BERLIN, *Du Curettage de l'utérus*, Paris, Doin 1892, p. 8.

(2) Bien des formules ont été proposées ; il est malheureusement facile de se convaincre que des crayons préparés, suivant une même formule, par deux pharmaciens différents, donnent des types tout à fait variables comme consistance ; la plupart s'effritent ou se cassent sous la moindre pression. J'ai adopté, pour mon compte, ceux que prépare M. PASSEMARD, pharmacien à Paris ; je les trouve irréprochables au triple point de vue de la solubilité, de la consistance et de la conservation.

g. — Une haute *éprouvette à pied*, bouchée à l'émeri, contenant de l'éther iodoformé à 1/10. Par surcroît de précautions, j'ai coutume d'immerger dans ce liquide, après les avoir stérilisés par le flambage, au moment même de m'en servir, certains instruments tels que l'hystéromètre, la pince à fixation, la pince à drainage utérin, etc.

Utilité des aides.

Dans une clinique ou dans un service d'hôpital, l'assistance intelligente des aides qu'on a sous la main facilite singulièrement toutes les manœuvres d'exploration et de pansement.

En clientèle, cette assistance serait difficile à faire accepter, lorsqu'il ne s'agit pas d'une opération proprement dite ; il faut, au prix de quelques difficultés et d'une certaine perte de temps, se tirer d'affaire tout seul.

Position de la malade.

Nous noterons plus loin, à propos du toucher vaginal, les quelques circonstances où il peut être utile d'examiner la malade debout.

On peut poser en principe, pour l'instant, que l'exploration directe des organes génitaux doit être faite dans la position horizontale, la femme étant étendue sur la plateforme à spéculum.

Il est inutile que la malade soit entièrement dévêtue. Il suffit que le corset soit dégrafé, que les jupons soient délacés, que le pantalon soit retiré, qu'il n'y ait pas de ceinture hypogastrique, que tous les vêtements, en un mot, soient relâchés et flottants, de façon à permettre d'inspecter et de palper librement l'abdomen.

Ces dispositions prises, la malade monte sur la marche la plus élevée de l'escabeau. Là, elle est invitée à relever tous ses vêtements, en arrière, y compris la chemise, jusqu'au niveau de la ceinture ; — à s'asseoir sur le meuble, aussi près que possible du bord antérieur de ce dernier ; — à se tourner en avant ; — à placer ses pieds dans les supports ; — à se coucher, en écartant largement les cuisses ; — et à rester étendue sans raideur, la bouche ouverte, respirant librement.

Tout cela ne s'obtient pas, du premier coup, de façon parfaite ; il faut tenir compte des maladresses, des résistances involontaires de certaines malades nerveuses que tout ce cérémonial impressionne, que la moindre brusquerie rebuterait. C'est affaire de patience et de douceur ; avec un peu d'habitude, il est rare qu'au bout de quelques instants on n'ait pas entre les mains un sujet assoupli, confiant, se prêtant bien à toutes les manœuvres nécessaires.

— A ce moment, commence l'examen proprement dit :

Comme pour l'interrogatoire, il faut procéder suivant un ordre invariable et méthodique.

C'est ainsi qu'on doit pratiquer successivement :

1° *L'examen extérieur du ventre.*

2° *L'examen de la vulve.*

3° *L'examen du vagin et de l'appareil génital interne.*

CHAPITRE II

EXAMEN EXTÉRIEUR DU VENTRE

Sommaire :

Symptôme pris pour type : *Augmentation de volume de l'abdomen.*

Diagnostic par exclusion : — *A* : Météorisme ; — adipose ; — ascite ; — rétention d'urine ; — grossesse. — *B* : Tumeurs de la paroi. — *C* : Tumeurs intra-abdominales d'origine non génitale. — *D* : Tumeurs intra-abdominales d'origine génitale.

— Diagnostic différentiel des tumeurs intra-abdominales d'origine génitale :
Tumeur prise pour type : *Kyste de l'ovaire.*
Ses caractères propres.
Son diagnostic différentiel avec : — l'ascite ; — les kystes du parovarium ; — les kystes ovariques multiples ; — les kystes dermoïdes ; — les tumeurs malignes de l'ovaire ; — la grossesse, soit simple, soit interrompue par la mort du fœtus, soit compliquée d'hydramnios ; — les fibrômes utérins ; — les tumeurs fibro-kystiques de l'utérus ; — les grossesses extra-utérines ; — la péritonite enkystée.

Diagnostic des adhérences et des complications des kystes ovariques.

L'examen extérieur du ventre comporte l'emploi de quatre procédés : — *l'inspection ;* — le *palper* (auquel se rattache la *mensuration) ;* — la *percussion ;* — la *recherche de la fluctuation.*

Le symptôme le plus ordinaire que peut révéler l'examen extérieur du ventre est une *augmentation du volume normal* de cette région, soit symétrique, soit irrégulière (1).

______

(1) Nous passons sous silence les *modifications d'aspect de la peau* (vergetures, troubles circulatoires, changements de coloration), qui intéressent surtout l'accoucheur. — Les *dépressions* qui s'observent dans certaines formes de la péritonite tuberculeuse ne sont pas non plus du domaine du gynécologue.

Voici la marche qu'on doit suivre pour interpréter méthodiquement ce symptôme.

Diagnostic par exclusion.

A. — Avant de songer à une affection organique, il faut d'abord s'assurer que l'on n'a pas affaire à l'un des états suivants, *qui ne sont pas des tumeurs*, mais qui ont été et seront encore l'origine de nombreuses erreurs de diagnostic :

Le tympanisme abdominal.

Ne parlons pas du ballonnement qui accompagne la péritonite aiguë ; il se caractérise suffisamment par la coexistence des accidents graves qui lui font cortège, fièvre, douleurs, vomissements, etc.

Occupons-nous seulement des cas chroniques.

Nous avons déjà dit que le *météorisme habituel* de l'abdomen est fréquent chez les malades qui souffrent de l'utérus ou des annexes. Nous avons noté les allures intermittentes de ce symptôme, subordonnées, en général, aux variations parallèles de l'élément douleur, c'est-à-dire à la production de poussées congestives vers les organes malades.

Sa pathogénie est complexe. Il est fréquent chez les névropathes ; — il s'observe de préférence chez les constipées à digestions difficiles ; beaucoup de malades ne l'éprouvent qu'après les repas ; — chez d'autres, on peut invoquer un affaiblissement de la paroi abdominale, produit par des grossesses antérieures, ou un défaut de tonicité des tuniques gastro-intestinales ; — enfin, une cause que l'on ne doit jamais perdre de vue, malgré les dénégations constantes des femmes sur ce point, est l'action d'un corset immodérément serré.

Ce symptôme n'a, par lui-même, ni gravité ni importance spéciale ; ce qui ne l'empêche pas de tourmenter beaucoup certaines femmes et de les amener chez le médecin avec l'illusion d'une grossesse ou avec la crainte d'une tumeur.

Mais la percussion qui révèle, en pareil cas, une sonorité excessive, généralisée à tout l'abdomen, est un moyen certain de dissiper toute erreur.

L'obésité.

Il faut, plus soigneusement encore, se tenir en garde contre les sensations que peut fournir l'accumulation de la graisse dans l'épiploon et dans la couche sous-cutanée abdominale.

Si cette adipose coexiste avec un accroissement simultané de l'embonpoint général, l'attention est facilement éveillée. Mais elle peut être localisée à l'abdomen de façon assez exclusive pour créer de sérieux embarras de diagnostic.

Le plus souvent, la femme croit à une *grossesse*. Elle est encouragée dans cette illusion par le fait que cette adipose locale s'est parfois développée assez vite, qu'elle provoque des troubles digestifs, enfin qu'elle coïncide fréquemment avec une suppression ou une diminution des règles *(grossesse nerveuse)*.

Dans la plupart des cas, l'examen des seins, le toucher vaginal et le palper bimanuel fournissent au médecin des éléments précis de diagnostic.

Mais souvent aussi, par le fait même de l'épaisseur insolite de la paroi abdominale, la délimitation exacte du fond de l'utérus est impossible et il est prudent d'ajourner toute affirmation jusqu'à l'époque où doivent se montrer les signes de certitude.

De même, il peut être fort délicat de distinguer la simple adipose abdominale d'une véritable *tumeur*.

Les *tumeurs liquides*, nous le savons, ont pour caractère essentiel la *fluctuation*. Mais comment affirmer qu'à travers une épaisse couche graisseuse la fluctuation d'une tumeur liquide, profondément située, sera toujours perceptible ? Comment savoir, par contre, si telle masse graisseuse ne fournit pas, par elle-même, une pseudo-sensation de flot ? Il est alors indiqué de recourir à la *ponction exploratrice*.

Les *tumeurs solides* ont une consistance généralement plus dure que celle du tissu graisseux. Mais n'arrive-t-il pas que la contracture de tel muscle de l'abdomen, mal appréciée à travers une couche adipeuse épaisse, vous donne l'illusion très nette d'une tumeur circonscrite? Comment se croire autorisé à nier l'existence d'une tumeur véritable, même si le toucher vaginal reste négatif ? Tous les chirurgiens se sont trouvés aux prises avec ces incertitudes. C'est dans des cas de ce genre qu'on est autorisé à réclamer l'*anesthésie chloroformique* qui, généralement, fait la lumière, en dissipant ces *tumeurs-fantômes*.

L'ascite.

Nous établirons plus loin le diagnostic complet de l'*ascite* avec les tumeurs liquides de l'abdomen, en particulier avec les kystes de l'ovaire.

Notons seulement ici ses caractères les plus saillants : — fluctuation manifeste ; — matité localisée aux parties les plus déclives de l'abdomen, se déplaçant quand la malade change de position ; — sonorité intestinale toujours ramenée au point le plus élevé ; — quand l'ascite est très abondante, déplissement ou même saillie de l'ombilic.

L'ascite étant reconnue, il faut encore se préoccuper de savoir si elle est de cause extra-génitale (maladie du cœur, du foie, des reins, péritonite tuberculeuse, etc.)

ou si elle ne masque pas quelque tumeur maligne de l'appareil utéro-ovarien *(sarcôme, cancer)* ; ce point ne peut être élucidé que par l'examen attentif des divers appareils et par l'exploration ultérieure des organes génitaux.

La rétention d'urine.

Il est des cas où la vessie distendue a pu en imposer pour une tumeur de l'abdomen.

Si rare que soit le fait, il faut toujours penser à cette cause d'erreur, lorsque l'on constate une tumeur médiane, régulière, lisse, arrondie, mate et fluctuante.

Pour peu qu'on ait quelques doutes, on les tranchera immédiatement par l'introduction d'une sonde dans la vessie.

La grossesse.

Le diagnostic se fera par la recherche des signes ordinaires de cet état, tant locaux que sympathiques, sur lesquels nous n'avons pas à insister ici.

Ce diagnostic est généralement facile, surtout à la période des signes de certitude, s'il s'agit d'une *grossesse normale*.

Quand il s'agit d'une *grossesse extra-utérine*, le cas rentre plutôt dans la classe des tumeurs abdominales dont il sera question tout à l'heure.

B. — Nous arrivons maintenant aux *tumeurs proprement dites*.

Elles peuvent siéger *dans la paroi* ou *dans la cavité* de l'abdomen.

Nous n'avons pas à décrire les tumeurs qui peuvent se développer dans l'une des couches de la *paroi abdominale* ; leur diagnostic ressortit purement à la chirurgie générale.

Signalons seulement la sensation dite de *plastron abdominal*, tuméfaction dure, douloureuse, qui semble faire corps avec la paroi du ventre et qui est ordinairement symptomatique d'une suppuration annexielle.

C. — Restent donc les tumeurs contenues dans la *cavité abdominale.*

Une tumeur de ce genre est-elle *génitale* ou *extragénitale ?*

C'est entre ces deux points que la question se circonscrit.

Nous ne pouvons exposer en détail le diagnostic différentiel de toutes les tumeurs qui sont susceptibles de se développer dans la cavité abdominale aux dépens des nombreux organes qu'elle contient. Ce serait aborder un chapitre de chirurgie générale, des plus complexes et des plus obscurs, qui fournirait à lui seul la matière d'un volume et qui s'écarte de la gynécologie proprement dite.

Nous devons seulement indiquer les grandes lignes de ce diagnostic :

Le praticien appelé à reconnaître si telle tumeur abdominale, constatée par lui, a pour point de départ l'appareil génital ou tout autre organe de la cavité abdominale, doit bien se persuader tout d'abord que ce diagnostic, parfois facile, peut, dans certaines circonstances, devenir délicat ou même impossible.

C'est dire qu'il devra faire appel à toutes les ressources d'une exploration méthodique, attentive et complète :

L'*inspection* du ventre fournira les premiers indices sur le volume, le siège, la forme, les bosselures de la tumeur, sur l'existence possible d'une circulation veineuse sous-cutanée supplémentaire.

La *palpation* précisera le volume, la forme, les contours de cette tumeur, ses connexions avec les organes voisins ; — elle dira si cette tumeur est *douloureuse*, si elle l'est dans sa totalité ou dans quelques points seulement ; — elle permettra d'en apprécier la *consistance*, uniforme ou inégale ; — d'en constater la *fixité* ou la *mobilité*, signes d'une sérieuse importance ; — de reconnaître les cas où la tumeur est séparée de la paroi par une couche d'*ascite* ; — enfin de percevoir parfois la *crépitation* propre aux séreuses enflammées.

Il est souvent utile d'appeler à son aide la *mensuration*.

Celle-ci peut porter : — soit sur la circonférence totale de l'abdomen, prise de préférence au niveau de l'ombilic ; — soit sur les principaux diamètres de la tumeur, auquel cas il sera utile de limiter celle-ci à l'aide du crayon dermographique ; — soit sur la distance qui sépare tel point culminant de la tumeur de tel point de repère fixe (ombilic, pubis, épines iliaques, etc.)

Ainsi pratiquée et répétée à intervalles variables, la mensuration confère des données utiles sur la marche plus ou moins rapide, sur le mode de développement de certains néoplasmes.

La *percussion* vient ensuite.

Sans parler des cas exceptionnels où elle révèle le frémissement spécial à certains kystes hydatiques, elle est surtout importante pour déterminer, en indiquant si une tumeur est mate ou sonore, les rapports de cette tumeur avec l'intestin.

Elle doit être pratiquée avec la plus grande minutie ; parfois, en effet, on découvre que telle tumeur, mate dans son ensemble, présente, sur une surface restreinte, une zone de sonorité. Ce signe est de la plus haute importance ; il indique que la tumeur est recouverte, à ce niveau, par une anse d'intestin ; on conçoit la valeur d'une semblable donnée, tant au point de vue du diagnostic que dans l'éventualité d'une intervention.

Une tumeur, reconnue mate, ne peut être que solide ou liquide.

C'est la *recherche de la fluctuation* qui tranchera l'alternative.

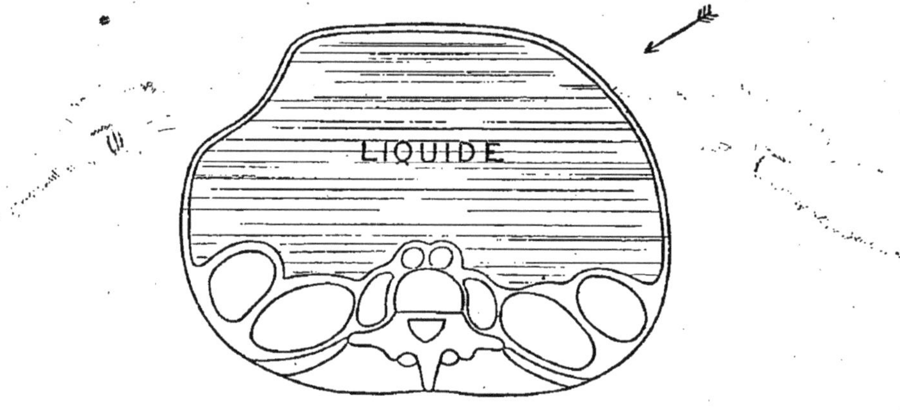

Fig. 24. — Recherche de la fluctuation (soulèvement).

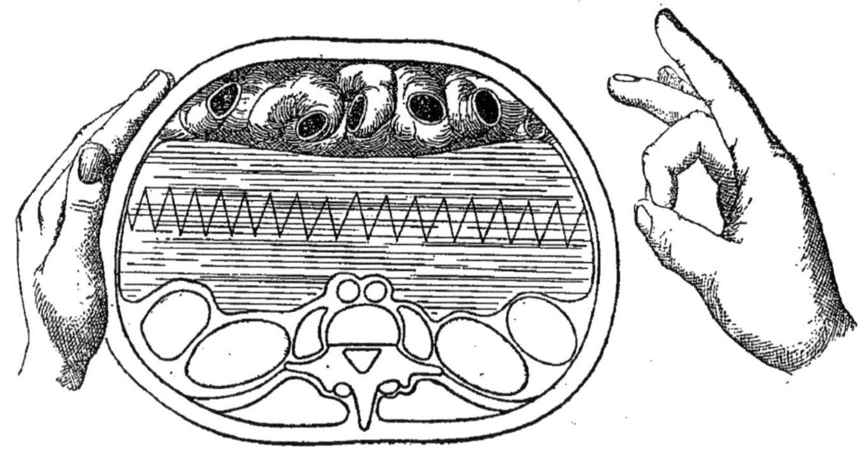

Fig. 25. — Recherche de la fluctuation (flot).

Ce signe peut être perçu de deux façons : — tantôt, une main étant appuyée en un point de la tumeur, la pression exercée par l'autre main en un point opposé transmet à la première une sensation de *soulèvement ;*

— tantôt, la première main étant placée de la même manière, une chiquenaude appliquée au point opposé lui transmet, par une série de vibrations à travers la masse liquide, la sensation de *flot* proprement dite.

Quand la fluctuation n'existe pas, on a, à des degrés divers, la sensation de *rénitence* ou de *résistance*, laquelle indique une tumeur *solide*.

Il peut arriver aussi que l'on perçoive alternativement la *fluctuation* et la *rénitence*, suivant le point de la tumeur que l'on explore ; c'est ce qui se produit dans certaines tumeurs *mixtes* (kystes ovariques multiloculaires à cloisons charnues, fibrômes kystiques de l'utérus).

Le *siège* de la tumeur aide à déterminer l'organe qui en est le point de départ.

Une tumeur siégeant à l'*épigastre* sera vraisemblablement rapportée à l'*estomac ;* — dans l'*hypochondre droit*, au *foie* ou à la *vésicule biliaire ;* — dans l'*hypochondre gauche*, à la *rate;* — dans la *région ombilicale*, à l'*épiploon*, au *mésentère*, à l'*arrière-cavité des épiploons* ou au *pancréas ;* — dans l'un ou l'autre *flanc*, au *rein* homologue ; — dans la *fosse iliaque droite*, au *cœcum* ou à l'*appendice vermiforme ;* — dans la *fosse iliaque gauche*, à l'*S iliaque*; —dans l'*hypogastre* enfin, à la *vessie*, au *rectum* ou à l'*appareil utéro-ovarien*.

Mais ces données n'ont d'importance qu'autant que la tumeur ne dépasse pas un volume restreint. Elles deviennent illusoires lorsque la tumeur, ayant acquis un grand développement, envahit la totalité de l'abdomen ou s'éloigne notablement de son point d'origine (kystes hydatiques du foie, kystes de l'ovaire, hypertrophie de la rate, etc.).

Les *troubles fonctionnels* éprouvés dans tel ou tel appareil, ainsi que les *accidents de compression*, fournissent, cela va sans dire, l'appoint le plus utile à l'exploration directe, pour déterminer soit le point de départ de la tumeur, soit les connexions essentielles de celle-ci.

Il est superflu d'ajouter que cette exploration directe demande, le plus souvent, à être complétée par le *toucher vaginal*, par le *palper bimanuel*, par le *toucher rectal*, et, dans quelques cas douteux, par la *ponction exploratrice*.

Tels sont les procédés d'exploration qui conduisent, en général, au diagnostic exact d'une tumeur de l'abdomen.

Encore faut-il bien savoir que, si judicieusement, si méthodiquement appliqués qu'on les suppose, ils laissent plus d'une fois ce diagnostic en suspens. Les causes d'erreurs sont innombrables, tellement variées qu'elles ne sauraient être toutes prévues ; la chirurgie est pleine de méprises célèbres commises, sur ce terrain, par des cliniciens éprouvés et les hasards de la pratique en tiennent, chaque jour, quelques-unes d'inédites en réserve pour chacun de nous.

Plus heureux que nos devanciers, nous disposons de la *laparotomie* dite *exploratrice*, qui, dans ces cas insolubles, devient légitimement l'*ultima ratio* en matière de diagnostic abdominal (voir *Chapitre VII*).

D. — Supposons toutefois, ce qui est en somme le cas ordinaire, qu'on ait pu reconnaître que telle tumeur abdominale est manifestement d'*origine génitale*, c'est-à-dire qu'elle a pour point de départ l'un des organes de l'appareil utéro-ovarien (utérus, ovaires ou trompes).

Le problème ne se pose plus qu'entre les tumeurs *génitales proprement dites*.

Nous retombons ici sur le terrain de la gynécologie

pure. Il s'agit donc de serrer la question de plus près, d'appliquer au diagnostic différentiel de ces tumeurs la méthode générale d'exploration que nous avons exposée tout à l'heure.

Diagnostic différentiel
des tumeurs d'origine génitale.

Le plan essentiellement clinique de ce livre nous interdit une étude d'ensemble de ces tumeurs ; il nous oblige logiquement à scinder cette étude en deux parties.

Je m'explique.

Toutes ces tumeurs, nées d'organes contenus dans le petit bassin, sont bien évidemment, à leur origine, intra-pelviennes.

Seulement elles n'ont pas toutes la même évolution ultérieure : — les unes franchissent, à un moment donné, le détroit supérieur du petit bassin et viennent s'épanouir dans la cavité abdominale ; c'est à travers la paroi de l'abdomen qu'elles se présentent au médecin avec leurs caractères essentiels ; — les autres, moins volumineuses, restent indéfiniment cantonnées dans le petit bassin ; c'est surtout par la voie intra-pelvienne qu'elles sont accessibles à l'exploration.

Cliniquement, il est donc naturel de diviser les *tumeurs génitales* en :

Tumeurs à développement abdominal, dont nous allons nous occuper ici.

Tumeurs à développement pelvien, que nous étudierons plus loin, avec le toucher vaginal et rectal, le palper bimanuel, l'examen au spéculum, l'hystérométrie, etc.

Il est bien entendu que cette division n'est basée que sur les cas types ; nombre de cas restent forcément sur la limite.

Il va sans dire aussi que telle tumeur, bien qu'*abdominale,* n'en aura pas moins son diagnostic utilement éclairé par le toucher rectal ou vaginal, par l'hystérométrie, etc. ; — de même que l'exploration de telle tumeur *pelvienne* réclamera le palper abdominal associé au toucher pelvien.

Nous rejetons à dessein dans la catégorie des tumeurs pelviennes : — la généralité des tumeurs des trompes (hors la grossesse extra-utérine tubaire) ; — les suppurations pelviennes ; — les hématocèles péri-utérines. Bien que ces tumeurs produisent parfois une saillie abdominale pouvant s'élever jusqu'au-dessus de l'ombilic, c'est, en somme, du côté des culs-de-sacs vaginaux qu'elles sont le plus accessibles et qu'elles offrent leurs caractères les plus nets.

Ces généralités étant admises, on peut considérer la grande majorité des *tumeurs génitales à développement abdominal* comme provenant de *l'utérus* ou des *ovaires.*

Tumeur type : KYSTE DE L'OVAIRE.

Nous allons prendre comme pivot de cette étude de diagnostic différentiel celle de ces tumeurs qui se rencontre le plus fréquemment en clinique, le *kyste classique de l'ovaire.*

Latent au début, généralement ignoré dans sa phase pelvienne, c'est surtout dans sa phase de développement abdominal qu'il attire l'attention de la malade et celle du médecin ; il se présente alors comme le type par excellence des tumeurs génitales développées du côté de l'abdomen.

Nous en établirons avec un soin spécial le diagnostic;

autour de ce diagnostic nous grouperons ensuite celui
des autres tumeurs de la même région.

Caractères propres du kyste de l'ovaire.

A l'*inspection :* — la tumeur, qui a pu être asymétrique au début, occupe assez rapidement la presque
totalité de l'abdomen ; — celui-ci proémine en avant, est
aplati sur les côtés, ne change guère de forme quand la

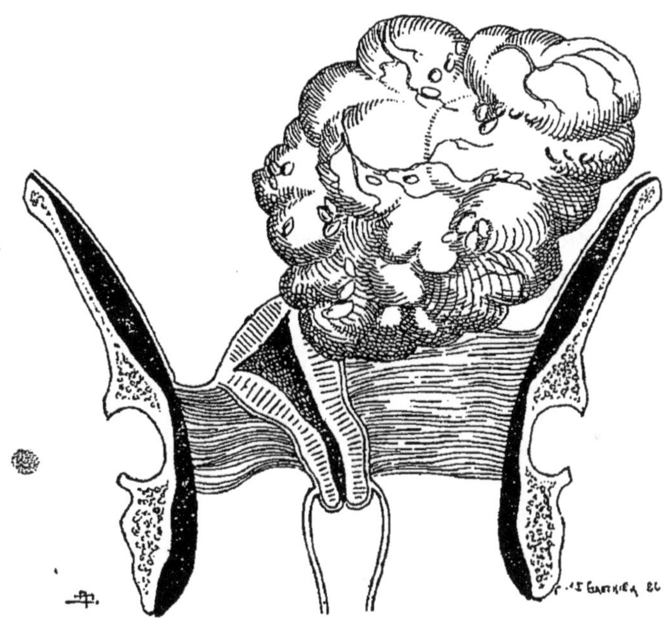

Fig. 26. — Kyste de l'ovaire.

malade se soulève ou quand elle se couche latéralement ;
— certains kystes multiloculaires offrent des bosselures
appréciables à la vue ; — les très gros kystes peuvent
produire la dilatation du réseau veineux sous-cutané de
l'abdomen, et même, à une période avancée, l'œdème
des membres inférieurs.

La *palpation* permet de préciser la forme et les contours de la tumeur ; — de reconnaître la topographie

des bosselures et des dépressions qui en sillonnent la surface ; — de savoir, par conséquent, si le kyste est uni- ou multi-loculaire et d'évaluer approximativement le nombre et le volume de ses loges.

En général, on constate que la tumeur se prolonge en masse dans le petit bassin, qu'elle est peu mobile ; — on doit étudier soigneusement les variations de consistance que peut présenter le kyste en ses divers points ; — on recherche si la tumeur est ou n'est pas recouverte d'une couche de liquide ascitique ; — enfin, lorsque la main appliquée sur le ventre perçoit en quelque point le signe de la *crépitation*, ce signe indique qu'il n'y a pas d'adhérences en ce point ou, tout au moins, que ces adhérences sont lâches et seront faciles à rompre, ce qui est d'un heureux pronostic au point de vue opératoire.

La *mensuration*, pratiquée à plusieurs reprises, à quelques semaines d'intervalle, dénote chaque fois un accroissement progressif de la tumeur, le développement des kystes de l'ovaire étant généralement assez rapide.

La *percussion* doit être exécutée minutieusement, centimètre par centimètre, sur toute la surface de la tumeur, d'abord de haut en bas, puis dans le sens transversal.

Ce signe est des plus importants ; les kystes de l'ovaire ont coutume de s'appliquer immédiatement contre la paroi abdominale, sans interposition d'intestin ; il est donc exceptionnel qu'ils ne donnent pas, dans toute leur étendue, une *matité uniforme*.

La *fluctuation* s'observe à peu près constamment dans les kystes de l'ovaire.

Elle peut toutefois faire défaut quand le kyste est

distendu à l'extrême ou quand ses loges sont extrêmement petites.

D'autre part, certaines tumeurs solides de l'utérus ou de l'ovaire, à consistance molle, sont susceptibles de fournir une pseudo-fluctuation à laquelle on peut se tromper.

Le kyste classique, c'est-à-dire multiloculaire, est rarement fluctuant d'un point quelconque de l'abdomen au point diamétralement opposé ; la fluctuation se perçoit plutôt suivant des zones restreintes, les cloisons interloculaires s'opposant à la transmission du flot dans tous les sens ; par l'étude attentive de ces particularités, on peut arriver à se faire une idée assez exacte de la-topographie de la tumeur.

Lorsqu'on est amené à pratiquer la *ponction exploratrice*, on récolte un liquide sirupeux, de densité généralement supérieure à 1010-1015, souvent coloré, contenant de l'albumine.

Ce liquide a pour caractère clinique de se reproduire rapidement après une ponction ; quant aux caractères chimiques que nous venons d'indiquer, ils ne sont pas assez certains, nous le verrons tout à l'heure, pour faire de la ponction un moyen courant de diagnostic.

La ponction ne doit être utilisée qu'à titre d'intervention palliative, quand l'énorme développement du kyste crée un danger immédiat et quand l'ovariotomie, pour une raison. quelconque, ne peut être pratiquée d'emblée. En dehors de ces cas, il est préférable de s'abstenir de cette manœuvre ; elle a plus d'inconvénients que d'avantages et il est rare que le diagnostic ne puisse être établi sans elle.

Pour compléter le diagnostic du kyste classique de l'ovaire, on se rappellera que cette tumeur a un développement et une évolution assez rapides ; — qu'elle ne provoque généralement, par elle-même, s'il n'y a pas de tumeur fibreuse ou d'endométrite concomitantes, ni pertes blanches, ni métrorragies, mais bien plutôt une aménorrhée précoce ; — qu'elle détermine de bonne heure un degré marqué d'émaciation et d'anémie, aboutissant à la cachexie finale en un laps de temps qui ne dépasse guère 3 ou 4 années.

Notons enfin que le toucher vaginal, associé au palper de l'abdomen, révèle les caractères suivants : — l'utérus a conservé son volume normal ; sa cavité n'est pas agrandie ; — il est plus ou moins dévié du côté opposé à la tumeur, ordinairement porté en arrière ; — les mouvements imprimés à la tumeur ne sont transmis qu'indirectement au col utérin, par simple contiguité de la tumeur avec l'utérus et nullement comme si la tumeur faisait corps avec ce dernier organe.

Diagnostic avec l'ascite.

Ce diagnostic repose : — d'une part, sur la coexistence d'une maladie susceptible de provoquer l'ascite ; — d'autre part, sur les caractères physiques suivants :

Dans le *kyste*, le ventre proémine à l'ombilic ; — il est aplati sur les côtés ; — cette forme varie peu, quelle que soit la position de la malade.

Dans l'*ascite*, quand la malade est étendue sur le dos, la région ombilicale se déprime, les flancs s'élargissent ; quand elle se soulève, le liquide s'accumule à la partie inférieure et le ventre semble *plonger*.

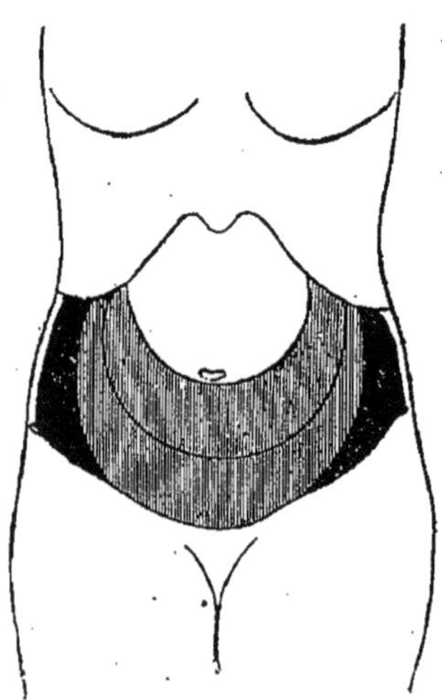

Fig. 27. — Matité de l'ascite.

Dáns le *kyste*, la matité est médiane, la sonorité intestinale est reléguée dans les flancs et, quelle que soit la position de la femme, cette répartition ne change pas.

Dans l'*ascite*, la sonorité accompagne les déplacements du paquet intestinal, lequel, de par sa légèreté spécifique, flotte toujours à la partie supérieure du liquide ; quand la malade est couchée sur le dos, cette sonorité se perçoit en avant ;. quand elle est couchée latéralement, la matité se transporte dans le flanc le plus déclive.

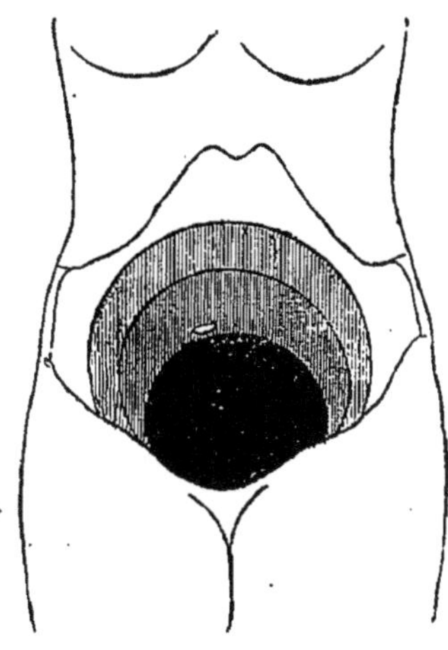

Fig. 28.
Matité du kyste de l'ovaire.

Comment se fait-il qu'avec un élément de diagnostic aussi net que ce dernier il soit arrivé à des chirurgiens de haute expérience d'ouvrir le ventre pour opérer un kyste et de trouver une ascite ?

C'est que ce signe n'est pas infaillible ; une *ascite abondante* peut, par exemple, fournir de la *matité médiane*, dans le décubitus dorsal de la malade, si le paquet intestinal est retenu en arrière, soit par une brièveté absolue ou relative du mésentère, soit par des adhérences pathologiques (TILLAUX).

Mais ce sont là, somme toute, des exceptions ; dans la grande majorité des cas, on peut dire que le diagnostic entre un kyste de l'ovaire et une ascite n'offre pas de sérieuses difficultés.

Diagnostic avec un kyste du parovarium.

Les kystes du parovarium, inclus dans le ligament large, ont pour caractère ordinaire de ne comporter qu'*une seule loge*, tandis que les vrais kystes ovariques sont presque toujours multiloculaires.

Le diagnostic entre ces deux variétés de kystes serait utile à établir, pour les raisons suivantes.

D'abord, dans les kystes du parovarium, le liquide évacué par une ponction n'a que peu de tendance à se reproduire ou du moins ne se reproduit qu'avec une très grande lenteur.

Ensuite, lorsqu'on aborde ces kystes par la laparotomie, on les trouve, à l'encontre des vrais kystes ovariques, dépourvus de pédicule; leur décortication, entre les deux feuillets du ligament large, peut entraîner des délabrements considérables.

Pour ces deux raisons, si les kystes du parovarium pouvaient être couramment reconnus, peut-être conviendrait-il de leur appliquer systématiquement le traitement par la ponction.

Mais il faut bien avouer qu'aucun signe clinique ne permet d'affirmer ce diagnostic de façon certaine.

Sans doute, une tumeur à surface régulière et dépourvue de bosselures, une transmission franche de la fluctuation d'un côté à l'autre du ventre peuvent être invoquées en faveur d'un kyste uniloculaire, c'est-à-dire parovarien.

Mais ces caractères peuvent être fournis tout aussi bien par la poche principale d'un kyste multiloculaire, lorsque cette loge occupe à elle seule toute la partie accessible de l'abdomen et lorsqu'elle dissimule, en les refoulant derrière elle, les loges secondaires de la tumeur.

Le liquide des kystes parovariens est plus aqueux, plus limpide, d'une densité moindre (1005 environ) que celui des vrais kystes ovariques ; — il ne contient pas d'albumine ; — il se reproduit très lentement après la ponction.

Mais, outre que ces signes diagnostiques ne sont pas toujours des plus nets, vouloir compter sur eux serait s'astreindre à ponctionner tous les kystes sans exception. Or, nous savons que, dans les vrais kystes de l'ovaire, la ponction est plutôt nuisible ; comme ceux-ci sont de beaucoup les plus fréquents, on doit s'abstenir en général de ce mode d'exploration et c'est à l'ovariotomie qu'on se trouve logiquement, conduit dans tous les cas.

Le diagnostic dont il s'agit n'a donc, tout bien pesé, qu'un intérêt un peu théorique,

Diagnostic avec les kystes ovariques multiples, — les kystes dermoïdes, — les tumeurs malignes de l'ovaire.

Nous en dirons autant, *à fortiori, des kystes multiples*, c'est-à-dire constitués par des poches indépendantes, avec des pédicules distincts ; — des *kystes dermoïdes*, caractérisés par la complexité de leur contenu (matière grasse, cheveux, dents, fragments d'os ou de cartilages, etc.) ; — enfin de certaines productions malignes de l'ovaire *(cancer, sarcôme)* qui ne se révèlent, le plus souvent, que par l'ascite qu'elles provoquent.

Ces diverses tumeurs se montrent parfois, à titre de surprises, au cours d'une laparotomie ; c'est surtout dans ces conditions que l'on en fait le diagnostic.

Diagnostic avec la grossesse.

Entre un kyste commençant et une grossesse au début, la question se pose rarement ; d'ailleurs, à cette période, l'unilatéralité du kyste préviendrait l'erreur.

Plus fréquemment on est appelé à se prononcer entre une grossesse avancée et un kyste devenu médian.

Ce diagnostic est généralement facile, au moins quand il s'agit d'une *grossesse normale* et d'un *fœtus vivant*. Les mouvements actifs de ce dernier, les bruits du cœur, l'absence de fluctuation, le ballottement fœtal, le ramollissement du col, etc., sont des signes qui appartiennent en propre à la grossesse ; en cas de doute, il suffirait, au besoin, de suspendre le diagnostic et surtout l'intervention jusqu'au moment de l'apparition des signes de certitude.

Mais le diagnostic devient plus ardu dans certains cas particuliers.

a. — *Coïncidence d'un kyste et d'une grossesse.*

Il peut y avoir juxtaposition de deux tumeurs : — l'une, bosselée et fluctuante ; — l'autre, non fluctuante, à surface régulière, présentant, au palper, des parties fœtales animées de mouvements actifs ; à l'oreille, des bruits cardiaques ; — c'est un cas relativement facile, sous la réserve d'un examen attentif.

Mais supposons que l'une de ces tumeurs soit située en avant de l'autre et qu'elle en dissimule les caractères : — si c'est le kyste qui est en avant, la grossesse peut, à la rigueur, être soupçonnée par ses signes sympathiques et par sa marche ; — si la disposition inverse existe, l'erreur de diagnostic devient à peu près inévitable.

Ce que nous disons des kystes ovariques peut s'appliquer, soit dit en passant, aux fibrômes utérins dans leurs rapports avec une grossesse.

b. — *Grossesse interrompue par la mort du fœtus.*

Quand la grossesse vient à être interrompue, dans sa seconde moitié, par la mort du fœtus, *les membranes restant intactes*, le fœtus, à l'état de *macération* (ne pas confondre avec l'état de *putréfaction*), peut séjourner un temps variable dans la cavité utérine, sans être expulsé.

De là une tumeur dont le diagnostic est ordinairement des plus délicats.

On sait en effet que, lorsqu'un fœtus est en voie de macération, ses tissus se ramollissent, ses formes s'effacent, au point de rendre illusoire le palper obstétrical; la suppression des bruits du cœur, des mouvements fœtaux actifs, et, d'autre part, l'absence de fluctuation augmentent encore l'incertitude.

Le diagnostic ne peut plus guère être basé que sur les commémoratifs du début de la grossesse, sur l'existence d'une fluxion mammaire ayant suivi de près la disparition des mouvements fœtaux actifs et s'étant accompagnée bientôt d'un affaissement relatif du ventre. Si ces renseignements ne sont pas fournis avec une extrême précision, la perspicacité du clinicien le plus expert sera presque sûrement mise en défaut.

c. — *Grossesse compliquée d'hydramnios.*

Ici surgit une difficulté nouvelle, l'existence de la *fluctuation*.

Toute femme reconnue enceinte, chez laquelle la fluctuation existe, doit être supposée atteinte d'hydramnios; c'est un principe d'obstétrique.

Ce signe toutefois doit faire penser à la possibilité d'un kyste de l'ovaire accompagnant la grossesse.

La distinction entre ces deux états est assez facile, si la grossesse est parvenue à la période des signes de certitude et s'il y a un fœtus vivant.

En cas de fœtus mort, le problème est à peu près insoluble.

Il est encore très difficile à résoudre, si l'hydramnios survient pendant les premiers mois de la grossesse.

Tillaux indique comme pathognomonique d'un utérus gravide « le cas où une tumeur liquide de la cavité abdominale présente à sa surface des alternatives de dureté et de mollesse, sur une partie ou sur la totalité de sa masse » ; ce signe n'est pas absolu ; il existe dans certains kystes de l'ovaire.

Diagnostic avec les fibrômes utérins.

Parmi les fibrômes de l'utérus, les uns (fibrômes *interstitiels*, fibrômes *sous-muqueux*, fibrômes *cavitaires*) se retrouveront avec les tumeurs pelviennes.

Il ne s'agit ici que des fibrômes dits *sous-péritonéaux*, c'est-à-dire développés du côté de la cavité abdominale.

Ces tumeurs se distinguent des kystes de l'ovaire par leur développement moins rapide, par leur surface plus bosselée, leur consistance plus dure, leur tendance à produire des métrorragies plutôt que de l'aménorrhée, par l'agrandissement de la cavité utérine, enfin par une altération moins prompte de la santé générale.

Mais les deux signes les plus importants sont : — *l'absence de fluctuation ; — la continuité avec l'utérus*, lequel suit immédiatement tout mouvement imprimé à la tumeur.

Encore faut-il savoir que ces deux signes peuvent être trompeurs : — d'une part, certains fibrômes mous, infiltrés de liquide, fournissent, par places, une sensation nette de fluctuation ; — d'autre part, un fibrôme peut se mouvoir indépendamment de l'utérus, si son pédicule est long et mince ; il peut aussi n'être pas mobile, s'il est entouré d'adhérences ou enclavé dans le petit bassin.

Par contre, tel kyste de l'ovaire peut se trouver contigu et adhérent à l'utérus au point de sembler faire corps avec lui.

Dans ces cas douteux, c'est la ponction exploratrice qui tranchera la question.

Diagnostic avec une tumeur fibro-kystique de l'utérus.

On conçoit combien la distinction peut être difficile, dans les cas limites, entre un kyste à cloisons très charnues et un fibrôme très kystique.

Le signe le plus certain du fibrôme kystique est sa continuité avec l'utérus ; parfois aussi un palper très attentif permet de reconnaître, sous forme de cordons sinueux, les vaisseaux volumineux qui en sillonnent la surface et qui font généralement défaut dans le kyste.

En somme, ce diagnostic ne peut être, souvent, que soupçonné.

Or, il me semble difficile d'admettre, avec TILLAUX, que ce fait n'a qu'une importance secondaire au point de vue pratique, « puisque le traitement est le même que celui des kystes » ; — un kyste de l'ovaire, quels que soient son volume et l'épaisseur de ses cloisons, est une tumeur qu'on parvient presque toujours à pédiculiser ; — un fibrôme kystique est justiciable de l'hystérectomie abdominale, intervention bien autrement grave que la simple ovariotomie ; il rend même l'hystérectomie particulièrement délicate, en raison de la grande vascularité possible de sa paroi.

Diagnostic avec une grossesse extra-utérine.

Tant que le fœtus est vivant, les signes rationnels d'abord, les signes de certitude ensuite permettent de distinguer un kyste de l'ovaire d'une grossesse extra-utérine comme d'une grossesse normale.

Plus tard, quand le fœtus est mort, quand le kyste fœtal n'offre plus au palper de sensations caractéristiques, le diagnostic entre ce kyste fœtal et un kyste de l'ovaire devient fort difficile, d'autant que l'utérus, dans les deux cas, est mobile, normal comme volume, indépendant de la tumeur.

On ne peut être éclairé que par des commémoratifs très précis, grossesse manifestement constatée au début, hémorragies utérines irrégulières, expulsion d'une caduque, existence d'un faux travail suivi de près par une montée laiteuse, etc.

Dans un travail récent (1), PINARD a signalé une particularité anatomique qui peut aider au diagnostic de ces kystes fœtaux ; c'est la présence assez fréquente, à leur face antérieure, d'une anse d'intestin qui croise cette face en cravate, qui la sépare de la paroi abdominale et qui se révèle par une zone de sonorité.

N'insistons pas sur les complications dont ces kystes fœtaux sont parfois le point de départ, rupture intra- ou extra-péritonéale, hémorragie, péritonite, suppuration, etc ; il est bien évident que, si le médecin est appelé pour la première fois auprès d'une malade à l'occasion de l'un ou l'autre de ces accidents, il aura bien des chances de n'en pas soupçonner la cause réelle.

Diagnostic avec une péritonite enkystée.

Une collection liquide, enkystée, du péritoine, qu'elle soit constituée par du pus ou par la transformation séreuse du contenu d'une hématocèle ancienne, peut présenter des signes physiques analogues à ceux d'un kyste de l'ovaire, à cela près que la fluctuation y est généralement moins nette.

Le diagnostic ne repose guère que sur la notion précise du mode de début.

Le kyste s'est développé lentement, sans douleurs ;

(1) PINARD. Nouveaux documents pour servir à l'histoire de la grossesse extra-utérine, in *Ann. de Gynéc. et d'Obst.*, Juillet. Août et Septembre 1892.

à l'origine d'une collection enkystée du péritoine, on retrouve soit une poussée de péritonite, soit l'invasion typique de l'hématocèle rétro-utérine.

Diagnostic des adhérences et des complications des kystes de l'ovaire.

Il ne suffit pas d'avoir distingué un kyste de l'ovaire des autres tumeurs génitales de l'abdomen, d'avoir constaté que ce kyste est véritablement *ovarique*, c'est-à-dire *multiloculaire* et *pédiculé*.

ADHÉRENCES. — Il faut compléter cette exploration en recherchant d'abord, ce qui est capital en vue de l'intervention, si ce kyste est libre dans l'abdomen ou s'il présente des *adhérences*.

Les adhérences avec la paroi abdominale antérieure peuvent être déterminées avec assez de précision. Si le kyste, observé de profil, se déplace de haut en bas dans les mouvements respiratoires, — si la main, appliquée en même temps sur le ventre, perçoit un bruit de crépitation, — si surtout on constate une couche de liquide ascitique à la surface de la tumeur, — ce sont autant de signes favorables, en ce qu'ils indiquent l'absence ou la laxité des adhérences.

Mais ces signes ne préjugent rien, en ce qui concerne les adhérences possibles du kyste avec l'épiploon, le foie, la rate, la vessie, les reins, l'intestin, etc ; tout ce qu'on peut dire sur ce point c'est que la date récente de l'apparition de la tumeur, l'absence de poussées de péritonite, sans être des garanties absolues, sont cependant de bon augure ; le peu de déviation de l'utérus, sa mobilité, la souplesse des culs-de-sacs permettent aussi de supposer qu'il existe peu d'adhérences avec les parois pelviennes.

En somme, tous ces signes ne constituent que des

présomptions ; ici, comme toujours, la laparotomie réserve souvent des surprises.

COMPLICATIONS. — Il est bon d'être prévenu des *complications* qui peuvent incidenter l'évolution d'un kyste de l'ovaire, que ce kyste soit déjà diagnostiqué ou qu'on se trouve conduit à le reconnaître à l'occasion de l'une de ces complications.

Ce sont :

Les poussées de *péritonite localisée*, à la surface du kyste, affectant la forme plastique, s'accompagnant d'un peu de fièvre, de quelques douleurs, mais guérissant généralement d'elles-mêmes.

L'inflammation de la surface interne du kyste, pouvant aboutir à la *suppuration*.

La *rupture du kyste*, soit dans la vessie ou l'intestin (affaissement subit du ventre, guérison apparente jusqu'au jour où le kyste se remplit de nouveau), soit dans le péritoine (mort rapide ou résorption temporaire possible du liquide).

Enfin un accident tout spécial, la *torsion du pédicule*, qui emprunte sa gravité aux désordres plus ou moins intenses survenus dans la circulation du kyste: — si la torsion est lente, peu accentuée, il se produit de la douleur, des vomissements, mais la circulation se rétablit et tout rentre peu à peu dans l'ordre ; — si la torsion comprime les veines, sans suspendre l'afflux du sang artériel, il en peut résulter une hémorragie interne mortelle, par excès de pression sanguine ; — enfin, si la torsion est brusque et complète au point d'intercepter toute circulation dans le kyste et si une circulation supplémentaire ne peut s'établir à temps, par l'intermédiaire d'adhérences, la gangrène survient et l'issue est rapidement fatale.

C'est dire que, toutes les fois que la torsion du pédicule d'un kyste peut être diagnostiquée, l'ovariotomie d'urgence s'impose.

CHAPITRE III

EXAMEN DE LA VULVE

SOMMAIRE :

1º *Inflammations.*

2º *Eruptions et ulcérations.*

3º *Tumeurs.*

4º *Déchirures du périnée ;* — déchirures récentes ; — déchirures anciennes, complètes et incomplètes ; — importance clinique de ces dernières.

L'examen de la vulve doit suivre immédiatement l'examen extérieur du ventre.

Il se pratique surtout à l'aide de la *vue*; le *toucher* intervient accessoirement, pour mieux étaler les replis de la vulve et pour y apprécier certaines modifications de consistance.

Un premier coup d'œil d'ensemble sur le pubis, sur les aînes, sur la face interne des cuisses, révèle quelquefois l'existence d'une affection parasitaire (*gale, oxyures ano-vulvaires, pediculi pubis,* etc.) et donne ainsi la clef de telle éruption, de tel prurit dont la malade ne soupçonnait pas la cause.

Nous n'avons pas à nous occuper des *traumatismes* de date récente.

S'ils sont de cause accidentelle (plaies par instruments piquants, tranchants ou contondants), ils rentrent dans la chirurgie générale. S'ils sont produits par le passage du fœtus ou par les manœuvres de l'accouchement, ils relèvent de l'obstétrique.

Les lésions de la vulve et de l'entrée du vagin qui intéressent spécialement le gynécologue peuvent être rangées dans l'une des quatre classes suivantes :

1° *Les inflammations.*

2° *Les éruptions* et *ulcérations.*

3° *Les tumeurs.*

4° *Les déchirures du périnée.*

1° **Inflammations.**

En écartant les grandes lèvres, on les trouve parfois agglutinées par du pus ou du muco-pus.

Cette sécrétion peut provenir de l'utérus ; l'examen ultérieur démontrera cette provenance.

D'autres fois elle a pour siège la vulve elle-même.

Celle-ci apparait alors tuméfiée, rouge, tendue, douloureuse ; la muqueuse vulvaire, la peau de la surface externe des grandes lèvres peuvent être le siège d'érosions, d'ulcérations, d'inflammations folliculaires plus ou moins profondes ; ce sont les lésions de la *vulvite.*

Plus fréquemment encore l'inflammation de la vulve s'étend à une portion variable du vagin (*vulvo-vaginite*); c'est la forme que l'on rencontre le plus souvent dans la pratique.

Reste à déterminer la cause de ces lésions.

La simple malpropreté, la présence d'oxyures, le lymphatisme, l'état de grossesse peuvent être invoqués.

D'autres fois, il s'agit d'un traumatisme banal (masturbation, excès de coït, viol, frictions irritantes exercées dans un but de chantage).

Signalons la *vulvo-vaginite des petites filles*, extrêmement fréquente, qui est le plus souvent une blennorragie transmise accidentellement par la mère, par une nourrice, par une bonne (cohabitation dans un lit dont les draps sont souillés de pus, usage en commun d'une serviette, d'une éponge, d'une cuvette, d'un vase de nuit, d'une baignoire, etc.).

Notons aussi la *vulvo-vaginite* dite *sénile*, qui s'observe chez des femmes ayant dépassé la ménopause.; elle offre comme caractères cliniques une sécrétion peu abondante, un prurit intense et la coexistence d'un état variqueux spécial dé la muqueuse.

Mais, de toutes les causes de vulvo-vaginite, celle qui l'emporte de beaucoup par sa fréquence sur toutes les autres réunies, celle qu'on doit incriminer neuf fois sur dix, c'est l'*infection blennorragique*.

A l'état aigu, elle s'accompagne souvent d'uréthrite ; en pressant d'arrière en avant le long de l'urèthre, on fait sourdre une goutte de pus par le méat.

A l'état chronique, elle est remarquable par sa ténacité, par sa tendance à se cantonner dans les replis, les anfractuosités, les culs-de-sacs glandulaires dont est criblée la muqueuse.

Chez une femme guérie en apparence, la pression sur la glande de Bartholin amènera quelquefois une goutte révélatrice à l'orificé du conduit excréteur de cette glande ; dans bien des cas, la sécrétion de la blennorrhée chronique sera assez peu abondante pour être difficilement distinguée des sécrétions vulvo-vaginales normales et n'en restera pas moins dangereuse au point de vue de la contagion.

C'est dire combien la blennorrhée chronique est délicate à déceler chez la femme et combien sont illusoires les garanties basées uniquement sur l'examen clinique et microscopique. Toutes les fois que la chose sera possible et que le diagnostic sera douteux, on devra rechercher, par le microscope, la présence du *gonocoque* de NEISSER.

N'insistons pas sur les *vulvo-vaginites ulcéreuse* ou *gangréneuse* qui peuvent, chez des enfants cachectiques, compliquer certaines maladies graves (rougeole, fièvre typhoïde, érysipèle, etc.) ; — non plus que sur la *vulvo-vaginite diphtéritique*.

Le diagnostic de ces accidents graves s'impose de lui-même.

Aux inflammations de la vulve, bien plus qu'aux tumeurs de cette région, doit être rattaché l'*abcès de la grande lèvre*.

Cet abcès, qui a son siège dans la glande de Bartholin, relève presque toujours de la blennorragie ; il est d'une fréquence extrême dans la pratique. Le diagnostic saute aux yeux, dès la première inspection de la vulve ; souvent même ce diagnostic est porté d'avance, d'après la simple démarche de la malade.

2° **Eruptions et ulcérations.**

L'*érythème*, la *folliculite (acné de la vulve)*, le *furoncle*, l'*anthrax* servent en quelque sorte de transition entre les inflammations et les éruptions proprement dites de la vulve ; le diagnostic de ces lésions est le même ici qu'en toute autre région du corps.

Nous avons parlé déjà du *prurit vulvaire* qui tantôt accompagne certaines éruptions vulvaires, tantôt se manifeste sans lésions apparentes.

L'*eczéma*, fréquent surtout après la ménopause, tant sous la forme aiguë que sous la forme chronique, n'offre à la vulve d'autre particularité que sa ténacité parfois extrême.

Le *psoriasis*, le *pemphigus* ne présentent non plus aucun caractère diagnostique spécial.

Notons les *petites érosions*, les *fissures* qu'il ne faut jamais omettre de relever, lorsqu'on est consulté pour un cas de vaginisme ; l'existence de ces lésions minimes suffit parfois à entretenir la contracture douloureuse du sphincter sous-jacent ; il suffit d'en obtenir la cicatrisation pour voir disparaître les accidents du vaginisme.

Une mention spéciale est due à l'*herpès de la vulve*.

Comme celui de la région balano-préputiale chez l'homme, il fait souvent le désespoir des malades par son caractère récidivant ; certaines femmes ont une poussée d'herpès à chaque époque menstruelle.

L'éruption d'herpès, ici comme ailleurs, est essentiellement constituée par des vésicules ; elle est douloureuse ; elle s'accompagne presque constamment d'adénopathie inguinale.

Le diagnostic est facile au début, quand les vésicules sont isolées. Plus tard, si elles deviennent agminées, confluentes, si, en même temps, elles s'ulcèrent et se recouvrent d'une couche pseudo-membraneuse, elles peuvent en imposer pour une ulcération vulvaire de toute autre nature ; la douleur qui les accompagne, l'aspect festonné, polycyclique, des bords de l'ulcération et surtout leur cicatrisation rapide sont les principaux éléments du diagnostic différentiel.

En présence d'une *ulcération de la vulve* qui n'est ni l'érosion de la vulvite simple, ni la pseudo-ulcération de l'herpès, on doit d'abord penser à un accident d'*origine vénérienne*.

Le *chancre mou* se caractérise par sa multiplicité, son aspect sanieux, sa sécrétion profuse, ses bords taillés à pic, les douleurs qu'il provoque, les tendances suppuratives de l'adénite inguinale qui l'accompagne, sa cicatrisation plus lente que celle de l'herpès, au besoin enfin, dans les cas douteux, par l'épreuve de l'auto-inoculation, laquelle, négative dans l'herpès et dans le chancre induré, est positive dans le chancre mou.

Le *chancre induré*, outre ses caractères objectifs connus, les mêmes que chez l'homme, présente, chez la femme, une particularité spéciale qu'aucun praticien ne doit ignorer ; il est *remarquablement indolore*, au point qu'il passe inaperçu de beaucoup de malades ; c'est un simple *bouton*, auquel la femme n'attache le plus souvent aucune importance.

Si l'examen a lieu peu de temps après la cicatrisation du chancre, l'induration et l'œdème qu'il laisse après lui, la persistance de la pléiade ganglionnaire permettent encore un diagnostic rétrospectif.

Mais, plus tard, quand ces traces ont disparu, cette base d'appréciation fait défaut ; rien n'est plus ordinaire que de rencontrer des femmes, en pleine évolution secondaire ou tertiaire, qui nient formellement et de très bonne foi tout accident primitif.

Les *plaques muqueuses*, qu'elles soient érosives, ulcéreuses ou papulo-tuberculeuses, se distinguent par un aspect *sui generis* qui les rend reconnaissables à première vue ; elles sont caractérisées, en outre, par leur indolence relative, par un suintement d'une fétidité spéciale, par leur extension fréquente à l'anus, enfin par la coexistence ordinaire d'autres manifestations syphilitiques.

Un *chancre* devenu *phagédénique*, une *gomme ulcérée* de la vulve peuvent offrir de sérieuses difficultés de diagnostic.

Le premier de ces accidents se reconnait surtout à ses allures rapidement envahissantes.

La *gomme,* si l'on n'a pas assisté à ses phases successives d'induration, de ramollissement et d'ulcération, peut n'être différenciée d'un cancer ou d'un lupus ulcérés que par sa marche spontanée vers la cicatrisation et surtout par l'action du traitement spécifique ; ce dernier ne doit jamais être omis dans un cas douteux.

Par exclusion, nous arrivons aux ulcérations du *cancer* et de la *tuberculose.*

Les *ulcérations cancéreuses,* presque toujours d'origine épithéliale, s'entourent de bonne heure d'une zone d'induration caractéristique ; elles s'observent surtout chez des malades âgées ; elles sont douloureuses ; elles ne persistent guère au-delà de quelques mois sans se propager aux ganglions et sans provoquer une altération de la santé générale qui aboutit promptement à la cachexie et à la mort.

La *tuberculose vulvaire,* décrite encore sous le nom de *lupus* ou d'*esthiomène,* s'observe plutôt chez des femmes jeunes ; elle détermine des ulcérations à base souple, presque entièrement indolores, susceptibles surtout de persister des années entières sans altérer sensiblement la santé générale de la malade.

3° **Tumeurs de la vulve.**

Cliniquement, elles doivent être divisées en deux catégories :

a. — *Celles qui sont reconnaissables, sans hésitation, à leur simple aspect.*

Ce sont, en première ligne :

Les *papillômes,* plus connus sous le nom de *végétations.*

Isolés, ces papillômes constituent de petites tumeurs

pédiculées, ce qui les distingue des syphilides papulo-hypertrophiques, lesquelles sont, au contraire, sessiles, à large base.

Confluents, ils affectent la forme de masses mamelonnées, fendillées, dont l'aspect est fort justement comparé à celui d'un chou-fleur.

Ils ne sont nullement d'origine syphilitique, mais ils semblent être liés, la plupart du temps, à une vaginite à sécrétion profuse. Cette forme confluente s'observe tout spécialement pendant la grossesse ; c'est chez les femmes enceintes que se développent de préférence ces énormes masses, pouvant atteindre le volume d'une tête de fœtus, envahissant simultanément les régions vulvaire et anale, sécrétant un liquide fétide, exposant la malade à des hémorragies qui compromettent la marche de la grossesse.

A côté des végétations ano-vulvaires, notons un autre genre de papillômes ; ce sont ces petites tumeurs, d'un rouge vif, friables, saignant abondamment au moindre contact, connues sous le nom de *polypes vasculaires du méat urinaire.*

Elles affectent un volume variable, depuis celui d'un grain de mil jusqu'à celui d'une noisette ; elles s'insèrent généralement sur la demi-circonférence inférieure du méat urinaire et n'empiètent jamais sur les autres parties de la vulve ; le plus souvent, elles sont indolentes au point d'être ignorées de la malade ; on ne les découvre que fortuitement, quand on écarte les petites lèvres, à l'occasion d'un examen vulvaire quelconque ; mais il faut bien savoir qu'elles peuvent être par elles-mêmes la source de troubles graves de la miction, d'irradiations douloureuses à distance, et, si disproportionnés que soient ces phénomènes avec le volume minime de la tumeur, il n'en est pas moins vrai qu'ils disparaissent souvent par la simple excision de celle-ci.

Viennent ensuite :

Les *tumeurs érectiles*, assez rares, offrant les mêmes caractères qu'en d'autres régions.

Les *dilatations variqueuses*, surtout liées à l'état gravidique, pouvant offrir, dans ces conditions, l'aspect de petites tumeurs mollasses, du volume d'une cerise, reconnaissables à leur réductibilité et à leur coloration bleuâtre (1).

L'*œdème de la vulve*, local ou généralisé, lié à une phlegmasie locale ou à une cause générale hydropigène.

L'*emphysème vulvo-vaginal*, accompagnant certains phlegmons gangréneux.

Les *hématomes* et *thrombus*, peu graves en dehors de la puerpéralité, toujours causés par un traumatisme, reconnaissables aux circonstances de leur production, à leur évolution, à la coloration spéciale de la peau.

Les *kystes de la glande de Bartholin*, se rapprochant des abcès de cette glande par leur siège, s'en distinguant par leur indolence, par leur mobilité, par l'absence d'induration et d'œdème périphériques.

---

(1) En dehors des *tumeurs variqueuses proprement dites*, qui ne s'observent guère que dans l'état de grossesse, je crois qu'il faut noter avec soin tout processus variqueux du côté de la vulve.

J'attire surtout l'attention sur un aspect violacé spécial de la muqueuse vulvaire, qui s'observe chez des femmes ayant dépassé la ménopause et qui est dû à une ectasie des ramuscules veineux intra-muqueux, avec des extravasations sanguines punctiformes. Cet aspect coexiste souvent avec un processus variqueux analogue du côté de l'urèthre et du col vésical. Les malades se plaignent surtout d'envies fréquentes d'uriner, de douleurs à la fin de la miction, jointes à un prurit vulvaire intense ; l'examen vagino-utérin, l'exploration vésicale ne révèlent d'ailleurs aucune lésion organique ; c'est un type clinique utile à connaître, parce qu'il est fréquent.

Ces accidents sont fort améliorés, d'ordinaire, par l'emploi d'eau très chaude en irrigations vaginales et rectales, par l'application de tampons vaginaux glycérinés et par l'interposition entre les petites lèvres de fragments d'ouate hydrophile imbibée d'une solution de chlorhydrate de cocaïne à 1/20.

Les *abcès*, les *furoncles*, les *anthrax*, sur lesquels nous n'insistons pas, ayant fait allusion plus haut à ces tumeurs.

b. — *Celles dont le diagnostic peut être discuté.*

Ce sont :

LES HERNIES DE LA GRANDE LÈVRE.

L'*intestin* peut pénétrer dans l'épaisseur de la grande lèvre, soit en suivant le trajet du canal inguinal (*h. labiale antérieure*, analogue à la hernie scrotale de l'homme), soit en cotoyant les parois latérales du vagin (*h. labiale postérieure*, exceptionnelle).

La *hernie de l'ovaire* dans la grande lèvre doit aussi être notée comme possible ; elle se reconnait par la douleur spéciale, nauséeuse, que provoque la pression exercée sur la tumeur et par le mouvement de retrait que subit cette tumeur lorsque le doigt, introduit dans le vagin, soulève l'utérus.

LES KYSTES.

Nous avons signalé déjà les *kystes de la glande de Bartholin*, caractérisés par leur siège.

Restent les *kystes proprement dits de la grande lèvre*, développés vraisemblablement dans un débris du canal de Nück ; on a pu leur appliquer le nom d'*hydrocèles de la femme*. Ce sont des tumeurs lisses, régulières, indolentes, fluctuantes, nettement circonscrites, très mobiles sous le doigt, n'émettant pas de pédicule vers le canal inguinal, ne subissant aucune impulsion par les efforts et par la toux ; elles sont transparentes, mais la disposition des organes ne permet que rarement de constater ce caractère. Elles se distinguent des hernies, même de certaines hernies devenues irréductibles, par l'absence de pédicule et par la non impulsion au moment des efforts de toux.

LES TUMEURS SOLIDES.

Elles sont caractérisées : par l'absence de fluctuation, par leur irréductibilité et au besoin par les résultats de la ponction exploratrice.

Les *lipômes*, assez fréquents, affectent une forme un peu spéciale ; ils se pédiculisent à leur point d'implantation sur la grande lèvre et s'évasent vers leur partie déclive, en sorte qu'ils pendent entre les cuisses de la malade sous la forme d'un battant de cloche ; on les reconnaît à première vue, dès qu'on en a observé un exemple.

Les *fibro-myômes*, plus rares, ont une forme analogue, mais se distinguent par leur consistance plus dure.

Le *sarcôme* est fort rare.

Le *cancer* ne reste pas longtemps sans revêtir la forme ulcéreuse.

Notons enfin l'*éléphantiasis*, inflammation chronique des lymphatiques, caractérisée par un œdème hypertrophique dur qui occupe toute la vulve.

4º **Déchirures du périnée.**

Elles remontent presque toujours à un accouchement.

DÉCHIRURES RÉCENTES. — Nous n'insisterons pas sur les *déchirures récentes* : c'est question d'obstétrique pure.

Nous en dirons seulement ceci :

Il ne dépend pas toujours de l'accoucheur, si habile et si prudent qu'on le suppose, d'épargner à une femme, soit dans un accouchement naturel, soit, à plus forte raison, dans certaines versions ou applications de forceps, une déchirure du périnée ; mais il dépend toujours de lui, s'il n'a pu éviter cet accident, de chercher à le réparer séance tenante ; avec une bonne antisepsie et une suture exacte, il y réussit couramment.

Le très grand nombre de périnées avariés que l'on rencontre chaque jour démontre malheureusement que cette règle si simple est fréquemment méconnue, non seulement par des sages-femmes, mais par beaucoup de médecins ; trop souvent la réparation-des déchirures obstétricales est livrée aux caprices de la bonne nature ou n'est recherchée, sans antisepsie sérieuse, qu'à l'aide de vagues serres-fines.

C'est ainsi que le gynécologue se trouve appelé tôt ou tard à réparer la négligence de l'accoucheur.

Déchirures anciennes. — Que la suture immédiate n'ait pas été faite ou qu'elle ait échoué, nous envisagerons ici les déchirures anciennes, celle que nous constatons à une époque plus ou moins éloignée de l'accouchement, alors que la nature a épuisé tous ses efforts réparateurs.

Nous n'avons pas à décrire toutes les variétés de forme, de situation, d'aspect que peut revêtir cette lésion ; parfois exactement médiane, elle est le plus souvent asymétrique et irrégulière.

La seule question capitale, celle qu'on doit immédiatement résoudre, est celle-ci :

Le sphincter de l'anus est-il rompu ? est-il intact ?

a. — *Le sphincter anal est rompu.*

C'est la *déchirure complète* du périnée ; le diagnostic s'impose de lui-même.

Dans les cas les plus graves, non seulement le sphincter anal est déchiré, mais la cloison recto-vaginale est détruite dans une hauteur de plusieurs centimètres. Le rectum et le vagin forment une sorte de cloaque par où les matières solides et liquides; ainsi que les gaz, s'échappent involontairement.

A un degré moins intense, les dégâts se limitent au

sphincter anal proprement dit. L'anus ne se distingue plus de la vulve que par la couleur hortensia de la

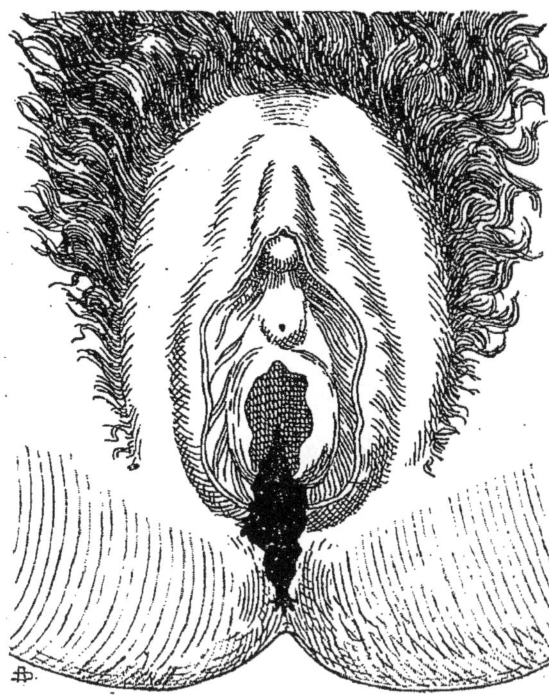

Fig. 29. — Déchirure complète du périnée.

muqueuse rectale qui fait saillie au milieu des plis rosés de la muqueuse vulvaire ; mais, à une petite distance, on retrouve la cloison recto-vaginale, sous forme d'un rebord cicatriciel aminci, plus ou moins tendu.

Parfois l'orifice anal est encore séparé du vagin par une petite bandelette cicatrielle ; mais cette bandelette est dépourvue de fibres musculaires, et, si elle empêche dans une certaine mesure l'issue involontaire des matières solides, elle ne peut lutter contre les matières liquides et contre les gaz.

Il est superflu de noter combien ces accidents d'incontinence rendent pénible l'existence d'une malade ; la situation se trouve encore aggravée, à bref délai, par les divers accident liés au prolapsus de l'utérus (catarrhe utérin, douleurs lombaires, impossibilité de la marche prolongée et des efforts, etc.)

Point n'est besoin non plus d'insister sur la conduite à tenir en présence d'une lésion aussi grossière. Cette lésion doit être réparée à tout prix ; en pareil cas, tout le monde est d'accord.

b. — *Le sphincter anal est intact.*

La question est un peu moins simple quand il s'agit des *déchirures périnéales* dites *incomplètes*, c'est-à-dire avec conservation du sphincter anal.

Beaucoup de médecins supposent que tout est dit pourvu que l'anus soit conservé, pourvu que la femme retienne ses matières et ses gaz. S'agit-il d'examiner une malade atteinte de troubles utérins tous songeront d'emblée au toucher, à l'hystérométrie, à l'application du spéculum, etc.; bien peu s'occuperont au préalable de la conformation du périnée.

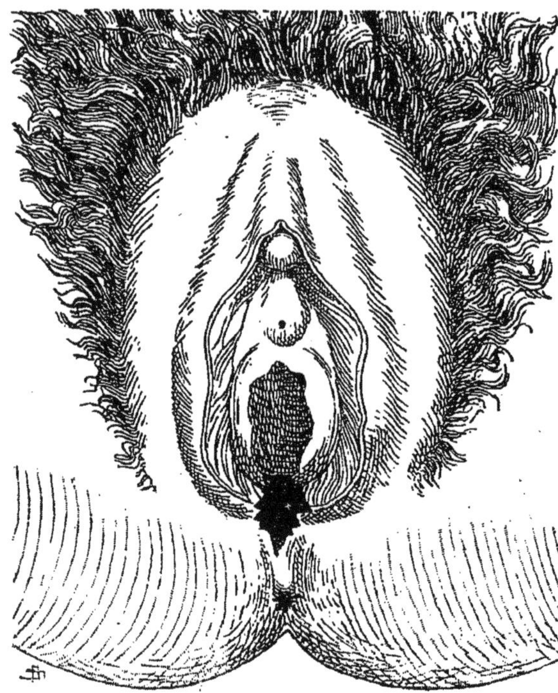

Fig. 30. — Déchirure incomplète du périnée.

C'est, à mon sens, une omission grave, qui explique beaucoup d'insuccès thérapeutiques.

L'insuffisance du périnée est certainement un facteur de premier ordre dans la pathogénie et dans la persistance de bien des affections utérines ; *un utérus malade est fréquemment un utérus mal soutenu* ; la notion de ce fait essentiel ne saurait être trop propagée.

Je m'explique :

La sangle périnéale est le soutien par excellence de l'utérus et, par contre-coup, de la plupart des viscères pelviens. Ce soutien vient-il à faiblir, il se produit, dans la statique de ces organes, une série de modifications mécaniques dont la clinique nous permet d'observer, étape par étape, la filiation.

Tout d'abord l'utérus, n'étant plus maintenu dans son antéversion normale par un plan résistant, tend à se redresser, à se rapprocher de la verticale, puis à se renverser en arrière.

En même temps, il s'abaisse peu à peu, entraînant avec lui d'abord la paroi antérieure du vagin et la vessie, plus tard la paroi postérieure du vagin et le rectum ; ces organes viennent tour à tour faire saillie à la vulve *(colpocèle antérieure, c. postérieure)*.

Cette migration de l'utérus ne va pas sans entraîner des troubles dans la circulation et la nutrition de cet organe, des accidents de congestion passive, de stase sanguine ; l'utérus s'hypertrophie, devient plus lourd ; son mouvement de descente s'en trouve accéléré d'autant. Le prolapsus utérin complet, avec ou sans allongement hypertrophique du col, est l'aboutissant ultime de ce processus.

Ce n'est pas tout. Le périnée n'est pas seulement un soutien mécanique pour l'utérus ; il a encore pour mission de protéger la muqueuse utérine contre les poussières irritantes et les germes pathogènes venus du dehors. Avec une vulve mal fermée, cette protection ne s'exerce plus et l'endomètre reste exposé aux agents extérieurs qui peuvent, soit engendrer de toutes pièces un processus d'endométrite, soit retarder indéfiniment la cicatrisation de lésions endométritiques préexistantes. C'est l'histoire des kérato conjonctivites qui surviennent chez les malades atteints d'ectropion des paupières.

Ce ne sont pas là des vues théoriques. Si j'y insiste avec autant de conviction, c'est que la pratique en démontre pleinement la réalité.

Telle malade, atteinte de catarrhe cervical, d'ectropion du col, d'hémorragies utérines, verra ces accidents persister ou s'aggraver indéfiniment, malgré l'hygiène la plus soigneuse, malgré les traitements les plus actifs ; tout cela, parce que le traitement n'aura visé que l'utérus seul et parce qu'une insuffisance périnéale, peu apparente, aura passé inaperçue. Le jour où, par une opération fort simple, on aura restauré ce périnée insuffisant, tel traitement, impuissant jusque là, réussira comme par miracle ; souvent même les accidents de la métrite guériront spontanément. Ce sont des faits d'observation courante.

Posons donc en principe que, dans l'examen de la vulve, la conformation et la résistance du périnée doivent toujours être l'objet d'une attention spéciale.

Tantôt la vulve est manifestement béante en arrière ; la commissure postérieure, plus ou moins largement détruite, est remplacée par une surface cicatricielle, lisse ou irrégulière, formant une sorte de plan incliné vers l'anus.

D'autres fois, le cas est plus insidieux et l'on peut être trompé par un examen superficiel.

Je veux parler de certains périnées qui n'existent qu'*en façade*, c'est-à-dire qui ne sont plus constitués que par une mince cloison de muqueuse, par une sorte de pellicule, laquelle permet encore à la vulve de faire bonne figure, mais n'est d'aucune valeur comme organe de soutien. C'est au moyen du toucher, par le vagin et par l'anus, qu'il convient d'apprécier l'épaisseur réelle et la résistance effective de ces périnées.

Ce n'est pas tout.

Quand on examine une femme dans la position couchée, le retentissement mécanique de l'insuffisance périnéale sur les viscères pelviens peut passer inaperçu.

Mais qu'on invite la malade à tousser, à faire un effort, à pousser longuement comme pour aller à la selle et l'on verra se constituer successivement à la vulve la colpocèle antérieure, puis la postérieure, enfin le prolapsus du col.

Qu'on fasse ensuite lever la malade, qu'on l'invite encore à pousser, pendant qu'on pratique le toucher debout ; c'est dans ces conditions qu'on se trouvera édifié sur l'état véritable de la statique intra-pelvienne.

CHAPITRE IV

EXAMEN DU VAGIN
ET DES ORGANES GÉNITAUX INTERNES

LE TOUCHER VAGINAL

SOMMAIRE :

Principe fondamental : *Se méfier toujours de la possibilité d'une grossesse.*

LE TOUCHER VAGINAL.

Généralités ; technique.

1° TOUCHER APPLIQUÉ AU VAGIN.

Imperméabilité ; — douleur ; — corps étrangers ; — fistules ; — tumeurs : *a*, de la paroi vaginale ; *b*, des organes voisins ; *c*, de la cavité utérine, polypes accouchés, inversion utérine aux 2me et 3me degrés.

2° TOUCHER APPLIQUÉ A L'UTÉRUS.

Palper bimanuel.

A. — *Lésions de l'utérus en masse* : — déplacements ; — tumeurs.

B. — *Lésions du col* : — tumeurs ; — déviations ; — lésions de la métrite cervicale chronique.

C. — *Lésions de la cavité utérine* : — toucher intra-utérin ; — tumeurs ; — inversion utérine au 1er degré. — Dilatation spontanée du col ; dilatation artificielle.

3° TOUCHER APPLIQUÉ AUX CULS-DE-SACS.

A. — *Cul-de-sac antérieur.*

B. — *Cul-de-sac postérieur.*

C. — *Culs-de-sacs latéraux* : — lésions inflammatoires et néoplasiques des annexes ; — phlegmons pelviens ; — suppurations pelviennes ; — fistules.

— TOUCHER RECTAL. — TOUCHER VÉSICAL.

Passons maintenant à l'exploration des organes internes de l'appareil génital, c'est-à-dire de ceux dont les lésions ne s'offrent pas spontanément à la vue et doivent être recherchées à l'aide de procédés et d'instruments dont nous n'avons pas fait usage jusqu'ici.

Ces *organes* sont : le *vagin ;* — l'*utérus ;* — les *annexes,* y compris le *péritoine pelvien* qui les avoisine et le *tissu cellulaire* qui les englobe.

Les *procédés d'exploration*, dans l'ordre où ils doivent être employés, sont :

1° Le *toucher vaginal*, soit isolé, soit combiné à la palpation abdominale *(palper bimanuel)*, soit associé au *toucher rectal* ;

2° L'*hystérométrie ;*

3° L'*examen au spéculum ;*

4° Les *procédés d'exception ;*

Nous allons étudier ces procédés à tour de rôle et rechercher l'appoint que chacun d'eux peut apporter au diagnostic.

Principe fondamental.

Il est un point de pratique que, dans aucune circonstance, le médecin ne doit perdre de vue :

Au moment de procéder à l'examen des organes génitaux internes, on doit toujours se méfier de la possibilité d'une grossesse.

Il peut se faire qu'une femme soit enceinte à son insu et qu'elle soit précisément conduite chez le gynécologue par les symptômes vagues qui signalent souvent le début d'une grossesse.

Il peut arriver aussi qu'elle ne soit que trop nettement consciente de son état et qu'elle ait escompté d'avance, au profit de l'avortement qu'elle désire, les hasards d'une exploration irréfléchie.

Dans les deux cas, on aurait à se reprocher toute manœuvre imprudente.

On procèdera donc avec une extrême réserve et, pour peu que l'on conçoive quelques doutes, on se résignera à l'expectation jusqu'à ce que ces doutes soient dissipés.

Avec certaines malades, il serait naïf d'accepter comme argent comptant l'affirmation pure et simple que les règles se sont montrées à telle date récente ; il ne faut croire que ce qu'on voit et ce qu'on touche.

On réclamera donc plusieurs examens, avant d'entreprendre aucune manœuvre active, et on espacera suffisamment ces examens pour que, en cas de grossesse, - l'accroissement de volume de l'utérus, les changements de consistance du col puissent devenir appréciables à coup sûr.

LE TOUCHER VAGINAL

Sa technique :

C'est toujours par ce mode d'exploration qu'on doit commencer.

Il constitue le procédé diagnostique par excellence des lésions de l'appareil génital interne et l'on peut dire, avec ARAN, que, *si, des divers modes d'exploration, on était mis en demeure d'en choisir exclusivement un seul, c'est le toucher qu'on devrait garder à sa disposition.*

TOILETTE PRÉLIMINAIRE. — Je prélude toujours au toucher vaginal et aux manœuvres qui peuvent le suivre par une toilette antiseptique de la vulve et du vagin; ces organes sont le réceptacle ordinaire de germes septiques, qui, recueillis au passage par le doigt ou les instruments, sont susceptibles de produire des accidents d'inoculation sur l'endomètre.

Donc, dès qu'une malade est couchée sur ma plate-forme à spéculum, elle est invariablement soumise à cette toilette préalable.

La position a été indiquée plus haut (voir p. 64) ; la malade soulève son bassin en plaçant ses deux poings fermés sous son sacrum ; il est bon, dans certains cas difficiles, que le rectum et la vessie aient été vidés préalablement.

Le liquide que j'emploie est généralement la solution de sublimé, tiède, à 1/4000.

La canule de l'irrigateur est introduite au fond du vagin, guidée sur l'index et 'le médius de la main droite; ces doigts sont enduits de vaseline aseptique, tant pour que leur introduction soit plus facile que pour préserver le médecin des risques d'inoculation.

Pendant que le courant d'eau circule, ces mêmes doigts frottent minutieusement les replis du vagin, la surface des culs-de-sacs et du col, afin d'en bien détacher les mucosités et les détritus épithéliaux ; au cours de ce lavage, les glaires révélatrices du catarrhe cervical apparaissent souvent avec la plus grande netteté.

Ce rinçage du vagin doit être poursuivi jusqu'à ce que le liquide ressorte tout à fait limpide. Lorsqu'on a retiré la canule, il faut, avec les doigts, déprimer fortement la fourchette ; on évite ainsi la rétention d'une certaine quantité de solution mercurielle dans le vagin et les excoriations ou même les accidents de résorption toxique qui pourraient en résulter.

On termine en abstergeant tous les replis de la vulve à l'aide d'un tampon d'ouate imbibé de la même solution antiseptique.

Cette toilette préliminaire est surtout nécessaire en vue de l'introduction de l'hystéromètre, des scarifications du col ou de la préhension de cet organe par une

pince fixatrice. Mais, comme on ne sait jamais, au début
d'un examen, si l'on ne devra pas recourir à l'une ou
l'autre de ces manœuvres, j'estime qu'il est toujours bon
de la pratiquer.

TOUCHER MONO- OU BI-DIGITAL ? — Le toucher sera
pratiqué à l'aide de *l'index seul* chez les nullipares et
chez certaines femmês à vulve très sensible.

L'index est introduit non pas directement d'avant
en arrière, mais, en quelque sorte, de bas en haut
d'abord, en glissant sur la fourchette, puis de haut
en bas, lorsqu'il aura franchi la vulve. Le pouce, très
écarté, repose dans le pli inguino-crural, du côté opposé
à la main qui touche. Les trois derniers doigts sont,
non pas fléchis et ramassés contre le périnée, mais
étendus et allongés au maximum dans la rainure inter-
fessière ; cette disposition fait certainement gagner à
l'index un centimètre au moins en longueur.

Il est à peine besoin de dire que *l'index seul* sera de
mise quand on devra pratiquer le toucher vaginal *chez
une vierge*. A ce propos, il est utile de noter que ce mode
d'exploration est parfaitement réalisable chez la plupart
des jeunes filles ; il ne s'agit que de procéder avec beaucoup de lenteur et surtout de faire tenir les cuisses
plutôt rapprochées qu'écartées, afin d'éviter, autant que
possible, la tension de l'hymen.

En dehors de ces conditions, je considère qu'il est
utile, lorsque les dimensions de la vulve le permettent,
de pratiquer le toucher vaginal *avec l'index et le médius juxtaposés.*

Avec un peu d'exercice, on obtient un écartement de
l'annulaire et du médius très suffisant pour que l'on ne
perde rien en longueur ; et, d'autre part, l'action combinée de l'index et du médius permet d'apprécier, bien
mieux que ne saurait le faire l'index seul, l'existence de

certaines lésions, l'épaisseur et la consistance du col, la mobilité de l'utérus, etc.

Il est utile de s'exercer à pratiquer le toucher vaginal *avec les deux mains indistinctement.*

Le choix de la main est indifférent pour l'examen du vagin et de l'utérus. Mais, pour l'exploration des culs-de-sacs latéraux et des parois pelviennes, il importe de savoir employer les deux mains à tour de rôle ; la main droite explore mieux le côté droit du petit bassin ; la main gauche est souvent préférable pour examiner le côté gauche.

Signalons enfin l'utilité éventuelle du *toucher rectal pratiqué simultanément avec le toucher vaginal.* Cette exploration double peut se faire soit avec deux doigts de mains différentes, soit avec deux doigts juxtaposés d'une même main, index et médius, pouce et index.

Ces généralités posées, étudions, de proche en proche, les renseignements que le toucher vaginal peut nous fournir.

1º Toucher vaginal appliqué au vagin.

Imperméabilité.

La première sensation que peut éprouver le doigt, lorsqu'on cherche à l'introduire dans le vagin, est l'impossibilité, absolue ou relative, de pénétrer dans ce conduit ou de le parcourir jusqu'au bout.

Cette imperméabilité du vagin peut provenir de *deux causes* fort différentes :

Vaginisme. — L'une est cet état spécial d'hyperesthésie vulvaire, accompagnée de contracture, qui constitue le *vaginisme.*

Qu'il soit lié à une fissure de la vulve ou qu'il soit

de cause essentielle, cet état se manifeste surtout lors des tentatives de coït ; mais il peut atteindre un degré d'acuité tel que le simple contact du doigt avec la vulve arrache des cris à la malade.

Vices de conformation. — L'autre, purement mécanique, est constituée par les *vices de conformation du vagin.*

Ces vices de conformation comportent : *l'imperforation de l'hymen*, *l'absence du vagin*, le *cloisonnement longitudinal* et le *cloisonnement transversal*, complets ou incomplets, de cet organe.

Nous n'insisterons pas sur ces déformations dont le diagnostic est généralement facile.

Douleurs.

L'introduction du doigt dans le vagin peut provoquer de la *douleur*.

Celle-ci peut provenir d'un *état aigu de vaginite* (état rugueux de la paroi vaginale, coloration rouge, sécrétion muco-purulente).

Elle peut être due à l'envahissement de la paroi vaginale par un *néoplasme voisin* (cancer de l'utérus, de la vessie ou du rectum).

Elle peut résulter enfin de la pression médiate du doigt sur les organes sous-jacents à la paroi ; elle indique alors un travail inflammatoire ou néoplasique de ces organes ; nous reviendrons sur ce point à propos de l'exploration des culs-de-sacs.

Corps étrangers.

Le doigt peut se heurter à un *corps étranger* (pessaire, tampon d'ouate ou de gaze, oubliés dans la cavité vaginale ; — corps étrangers divers introduits dans un but érotique).

Fistules.

L'exploration du vagin par le toucher renseigne utilement sur le siège précis, les dimensions, la disposition anatomique de la plupart des *fistules* qui peuvent faire communiquer ce conduit avec les organes voisins (uretère, vessie, urèthre, rectum).

Le diagnostic de ces fistules aura été préparé par la simple relation des accidents fonctionnels ; il sera complété plus tard par l'examen au spéculum, le cathété-

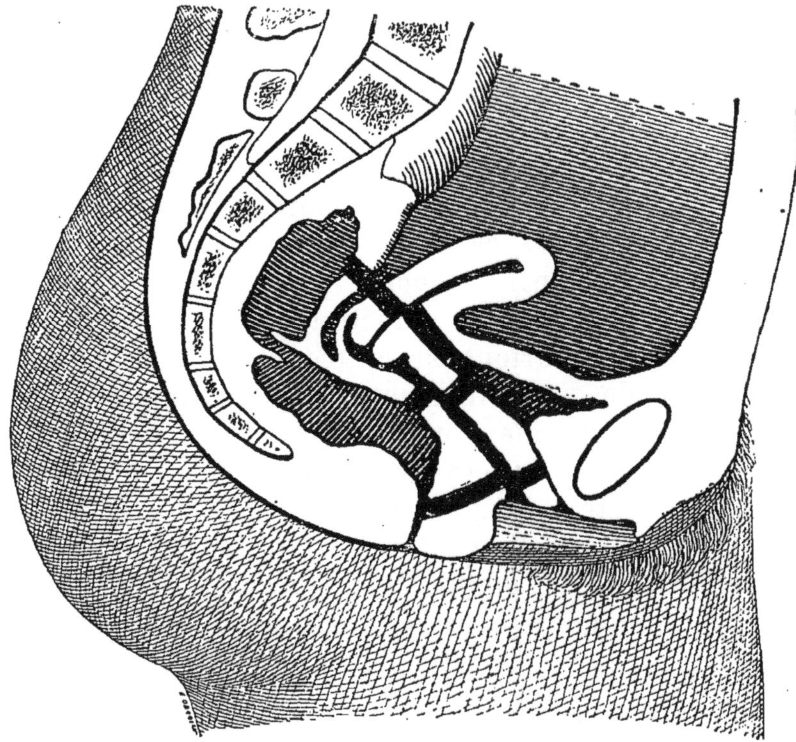

Fig. 31. — Schéma des fistules génitales.

risme de la vessie, le toucher rectal, et, au besoin, par l'injection de liquides colorés dans la vessie ou dans le rectum.

Tumeurs de la paroi vaginale et des organes juxta-vaginaux.

Il arrive que le doigt rencontre une *tumeur*.

Celle-ci peut dépendre de la paroi même du vagin ou bien s'être développée dans un organe voisin et avoir déprimé la paroi vaginale (1).

En raison de cette complexité possible d'origine, le diagnostic des tumeurs ainsi constatées réclame parfois une sérieuse attention.

La tumeur est-elle *réductible ?*

Sur la paroi vaginale antérieure, cette tumeur sera vraisemblablement un *prolapsus de la muqueuse vaginale*, accompagné ou non de *cystocèle* (question à trancher par le cathétérisme de la vessie).

Sur la paroi vaginale postérieure, un prolapsus de cette même muqueuse, avec ou sans *rectocèle* (diagnostic à préciser par le toucher rectal).

Lorsque cette tumeur réductible existe en arrière ou sur les côtés, surtout si la réduction s'accompagne d'un bruit de gargouillement, on devra songer à cette forme rare de hernie, connue sous le nom *d'entérocèle vaginale ;* — en arrière, cette hernie peut décoller le vagin du rectum jusqu'à venir proéminer à la vulve ; — sur les côtés, elle peut venir faire saillie à la partie postérieure de la grande lèvre (*hernie labiale postérieure*) ; on a même observé, chez des femmes enceintes, des étranglements de cette hernie (TILLAUX).

La tumeur est-elle *dure, résistante ?*

Si elle est de petit volume, faisant corps avec la muqueuse, ce sera un *fibrôme* de cette dernière.

Si elle est plus volumineuse, manifestement sous-

---

(1) Nous passons sous silence les tumeurs des annexes qui se retrouveront avec le *toucher appliqué aux culs-de-sacs.*

jacente à la muqueuse vaginale, on aura affaire à un *fibro-myôme utérin*, tantôt relié à l'utérus par un pédicule plus ou moins aminci, tantôt devenu indépendant de cet organe.

La tumeur est-elle *molle et fluctuante ?*

C'est alors une tumeur à contenu liquide, c'est-à-dire un *abcès froid* ou un *kyste*.

L'*abcès* aura été précédé ou accompagné de douleurs.

Le *kyste* se caractérisera par son évolution indolente, quelquefois par l'existence d'un pédicule.

Notons, comme une rareté clinique, les *kystes gazeux* du vagin, toujours multiples, de petit volume, appréciables à leur consistance spéciale.

Tumeurs d'origine utérine.

Il faut rattacher au toucher vaginal le diagnostic de certaines tumeurs qui sont, en réalité, d'origine utérine, mais qui remplissent le calibre du vagin au point que le doigt les heurte et les explore avant de rencontrer le col de l'utérus.

Passons rapidement sur les *polypes muqueux*, petites tumeurs molles, indolentes, à surface lisse, insérées par un pédicule étroit sur la muqueuse du col ou sur celle du corps ; quand elles sont assez longues pour pendre dans le vagin, leur consistance spéciale les y fait reconnaître par le toucher. Nous les retrouverons à l'examen de la cavité utérine.

Restent deux sortes de tumeurs plus importantes. Ce sont :

L'*inversion utérine*, à ses deux degrés les plus avancés (inversion *extérieure* et inversion *intra-vaginale*).

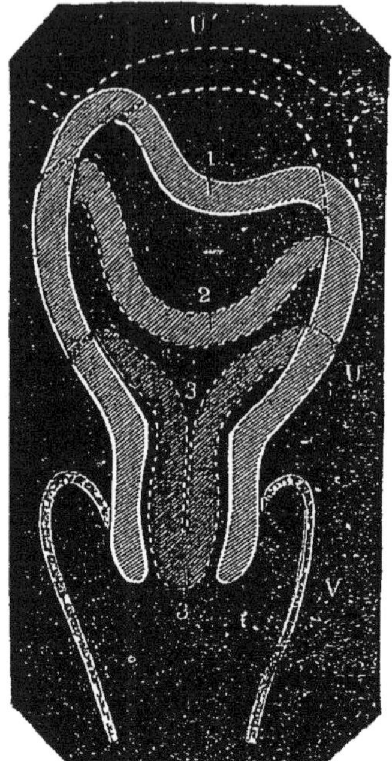

Fig. 32. — Schéma de l'inversion intra-utérine (1ᵉʳ degré).

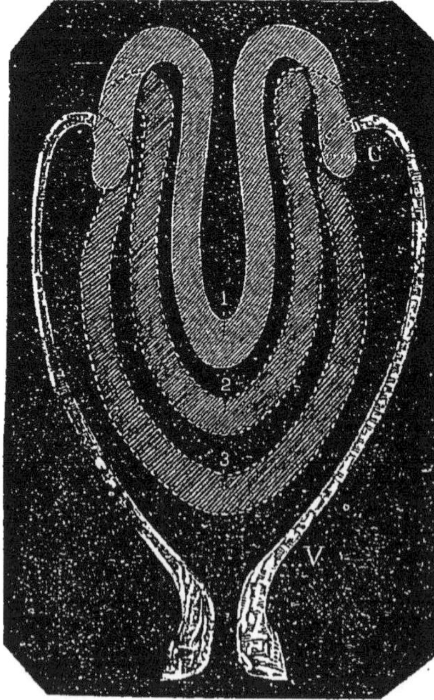

Fig. 33. — Schéma de l'inversion intra-vaginale (2ᵐᵉ degré).

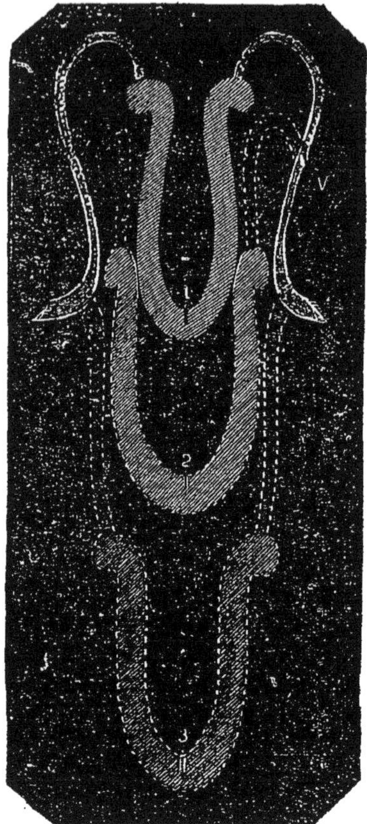

Fig. 34.
Schéma de l'inversion extra-vulvaire (3ᵐᵉ degré).

Les *corps fibreux cavitaires* dits *accouchés*, c'est-à-dire ayant franchi l'orifice externe du col utérin.

Collectivement, ces deux sortes de tumeurs se distinguent soit du prolapsus utérin, soit de l'allongement hypertrophique du col, soit d'un néoplasme cervical (*voir plus loin*) par un *caractère essentiel* : en aucun point de leur surface il n'existe un orifice quelconque aboutissant dans la cavité utérine.

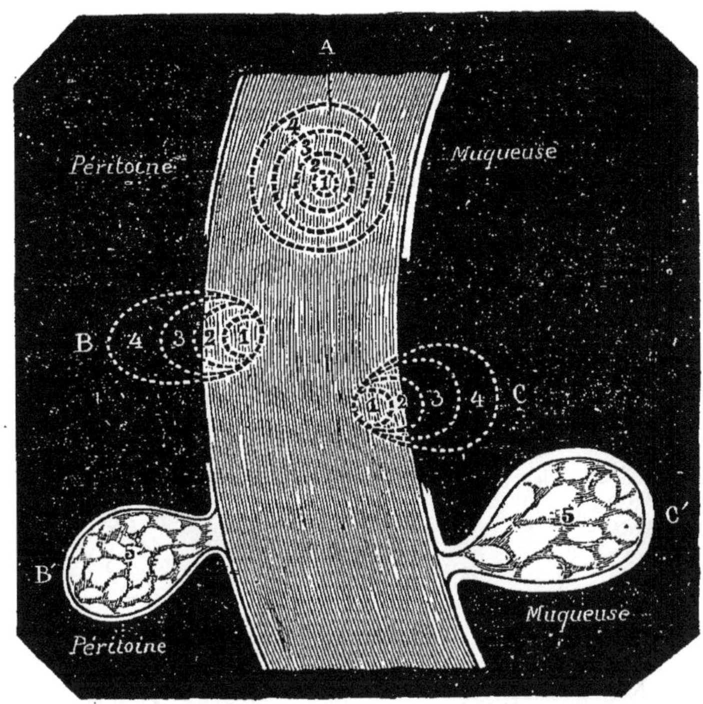

Fig. 35. — Schéma de l'évolution des fibrômes utérins.
A, fibrômes interstitiels.
B, fibrômes excentriques. — C, fibrômes concentriques.

Mais, quand il s'agit de les différencier l'une de l'autre, le diagnostic devient plus difficile.

Dans les deux cas, en effet, on a affaire à une tumeur lisse, régulière, piriforme, évasée en bas, rétrécie en haut, susceptible de provoquer des douleurs, de la leucorrhée, des hémorragies.

Diagnostic différentiel. — On se basera toutefois sur certains caractères distinctifs :

Le polype s'est développé insidieusement ; — l'inversion utérine s'est produite, le plus souvent, au moment d'une délivrance, par suite de tractions intempestives et violentes sur un placenta encore adhérent ;

La surface interne de l'utérus inversé offre un aspect tomenteux, rougeâtre, saignant, qui contrâste avec l'aspect gris-blanchâtre de la surface des polypes ;

L'utérus inversé est ordinairement sensible aux irritations directes ; — le polype ne l'est pas ;

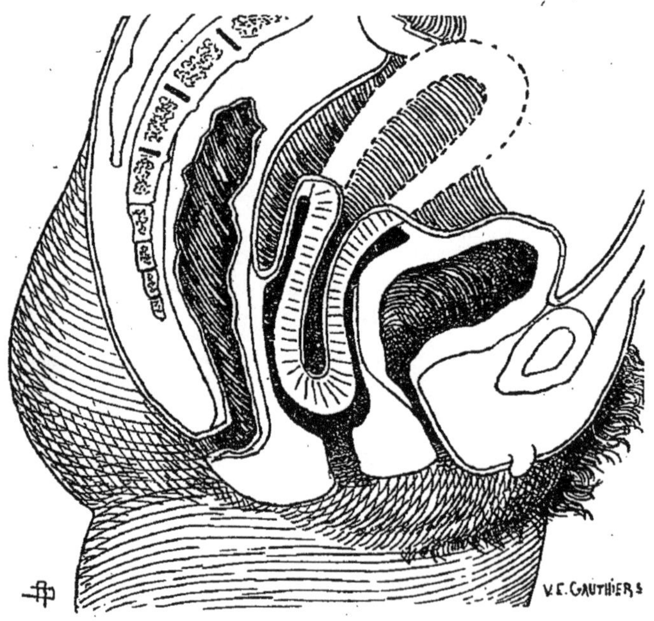

Fig. 36. — Inversion utérine complète.

Si l'inversion est assez complète, l'utérus inversé laisse apercevoir à sa surface les orifices internes des trompes ; — rien de semblable n'existe à la surface d'un polype accouché ;

Enfin, disons-le par anticipation, le diagnostic sera surtout fourni par le toucher rectal combiné au palper hypogastrique et au cathétérisme de la vessie ; — on trouvera, en effet, en cas de polype, l'utérus occupant sa place normale, souvent même hypertrophié ; — en cas d'inversion utérine, un vide caractéristique existera à la place que devrait occuper le corps utérin ;

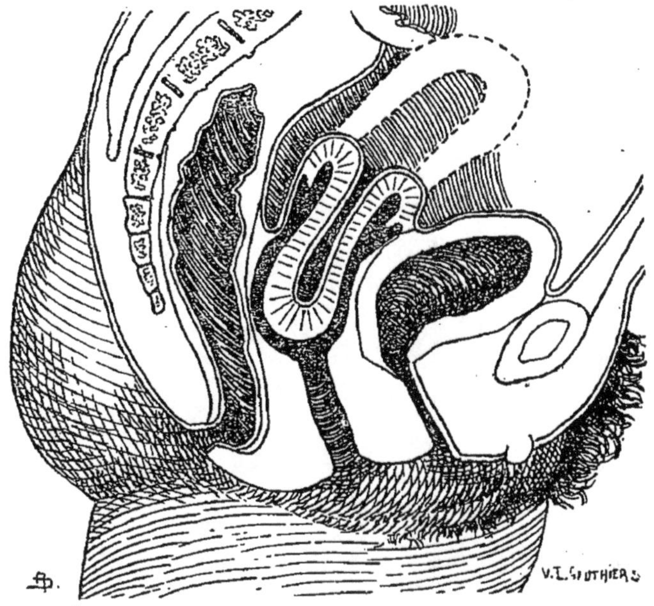

Fig. 37. — Inversion utérine incomplète.

De plus, l'hystéromètre butera, en cas d'inversion, sur toute la périphérie de la tumeur, dans une rigole circulaire peu profonde ; — en cas de polype, il trouvera toujours, si large que soit le pédicule, un espace libre par lequel il pénètrera dans une cavité utérine agrandie.

Notons la *coexistence* possible d'une *inversion utérine* et d'un *polype*.

Ici, c'est le polype qui provoque l'inversion ; au moment où il est expulsé dans le vagin, il retourne la paroi utérine et l'entraîne avec lui.

Il importe de se méfier de cette disposition, chaque

fois qu'on devra entreprendre l'excision d'un polype
cavitaire accouché dans le vagin. Si ce polype est trop-
volumineux pour que son pédicule soit aisément accessible au doigt, il y a lieu de se demander s'il a pu
descendre dans le vagin par la simple élongation de
ce pédicule ou aux dépens d'un certain degré d'inversion utérine. Ce point de diagnostic est important à

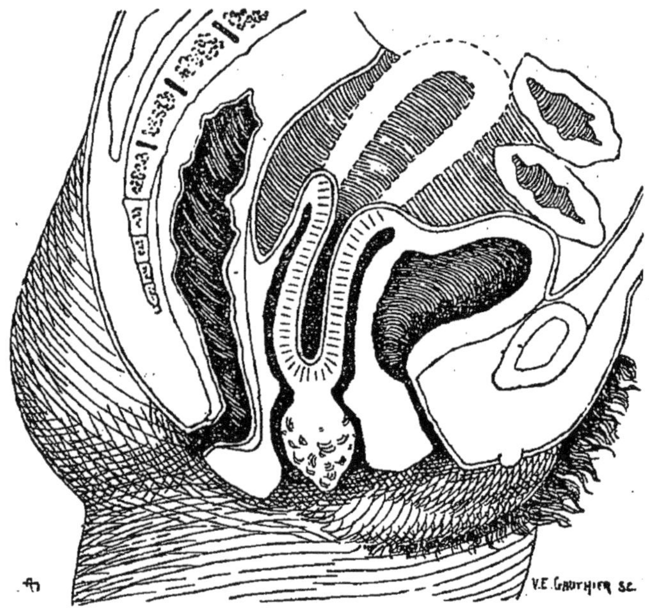

Fig. 38. — Inversion utérine provoquée par un polype.

élucider, si l'on veut être certain de sectionner le polype
seul et de ne pas ouvrir du même coup la cavité
péritonéale. On se guidera sur l'exploration attentive
du fond de l'utérus, par la palpation abdominale ;
l'inversion utérine s'accompagne d'une dépression, plus
ou moins accentuée, du fond de l'utérus, en *cul-de-
bouteille*.

Les *polypes accouchés* exposent à des méprises dont
il est bon d'être prévenu.

Viennent-ils à se sphacéler dans le vagin, l'odeur infecte qu'ils dégagent, la sécrétion ichoreuse qu'ils provoquent, les hémorragies antérieures, l'aspect cachectique de la malade font que, si l'on s'en tient à un examen sommaire, on porte volontiers le diagnostic de cancer inopérable. Qu'un chirurgien plus attentif survienne ensuite qui découvre l'erreur et ressuscite la malade en quelques jours par une intervention fort simple ; l'effet produit sera fâcheux.

J'ai observé aussi le fait suivant. Chez une femme, rendue exsangue par des hémorragies incoercibles, le vagin était rempli par une masse volumineuse ; en cherchant à circonscrire cette masse, le doigt ramenait de grandes quantités d'un magma brunâtre, pâteux, ayant tout l'aspect de matières fécales, si bien qu'on aurait pu penser à une destruction de la cloison rectovaginale par un cancer. L'erreur fut prévenue par l'absence d'odeur de ce magma et par le résultat négatif du toucher rectal ; les matières brunes recueillies par le doigt n'étaient que le résidu d'hémorragies antérieures, mêlé au caséum vaginal et accumulé dans le vagin en amont de la tumeur. Celle-ci ayant été amenée hors de la vulve par une véritable application de forceps, je pus facilement lier et sectionner un pédicule assez large qui la fixait au fond de la cavité utérine ; la malade était sur pieds au bout de 8 jours ; depuis lors, elle est devenue enceinte et est accouchée normalement.

Il faut connaître enfin les allures *intermittentes* de certains polypes dont l'expulsion définitive n'a lieu qu'après des alternatives d'issue et de retrait, en sorte que tel médecin est exposé à nier l'existence d'un polype que tel autre médecin avait manifestement constaté la veille.

2° Toucher vaginal appliqué à l'utérus

Palper bimanuel. — Disons une fois pour toutes que, dans toutes les explorations qui vont suivre, le toucher vaginal doit être, le plus souvent, associé à la palpation hypogastrique.

C'est ce qui constitue le *palper bimanuel.*

Une main, déprimant la paroi abdominale, fixe les organes et les amène au contact des doigts introduits dans le vagin ; l'action combinée de ces deux mains se dirigeant à la rencontre l'une de l'autre donne ainsi une netteté de sensations que serait impuissante à fournir l'action isolée de l'une d'elles.

Nous reviendrons plus loin sur le palper bimanuel appliqué au diagnostic des lésions des annexes.

En ce qui concerne l'utérus, nous dirons simplement ceci :

L'utérus étant à l'état normal, c'est-à-dire en anté-déviation modérée, — d'autre part, la paroi abdominale étant relâchée et d'épaisseur moyenne, — on arrive aisément, en soulevant le col ou la face antérieure de l'utérus, au moyen des doigts introduits dans le vagin, et en déprimant la paroi avec l'extrémité des doigts de la main opposée, à sentir et à limiter le fond de l'utérus à 2 ou 3 centimètres au-dessus du pubis.

Avec certaines parois minces et flasques, on parvient à coiffer le fond de l'utérus et à en explorer la face postérieure, au point que le volume, la forme, la consistance de cet organe sont aussi nettement appréciables qu'au cours d'une laparotomie.

Par contre, cette délimitation bimanuelle de l'utérus n'est pas toujours facile et devient quelquefois impossible, si la paroi abdominale est adipeuse et contractée, si surtout l'utérus est, en même temps, redressé vers la verticale, ou, à plus forte raison, fléchi en arrière.

Cela dit, le *toucher appliqué à l'utérus* peut révéler trois sortes de lésions :

A. — Celles qui intéressent l'*utérus en masse ;*
B. — Celles qui sont *limitées au col ;*
C. — Celles qui siègent dans la *cavité utérine.*

Nous omettons à dessein de signaler ici les utéro-flexions, parce qu'elles se retrouveront plus logiquement avec le toucher des culs-de-sacs.

A. — Lésions de l'utérus en masse.

L'utérus, ainsi saisi entre les deux mains, peut être trouvé :

DOULOUREUX. — C'est généralement signe de métrite aiguë ou chronique.

ABAISSÉ. — C'est le *prolapsus* ou *descente* de l'utérus.

Ce prolapsus est dit *externe* ou *interne,* selon que le col de l'utérus a ou n'a pas franchi la vulve ; *complet* ou *incomplet,* selon que la plus grande partie de l'organe fait saillie au dehors ou reste incluse dans le vagin.

Le prolapsus utérin peut s'effectuer soit sur un utérus normal, soit sur un utérus atteint d'un néoplasme ; il peut être dû à un relâchement des ligaments suspenseurs de l'utérus, ou être produit par une insuffisance du périnée (mécanisme décrit plus haut), ou résulter de ces deux cause réunies.

Sans insister sur ces particularités, rappelons que le caractère anatomique essentiel du *prolapsus utérin proprement dit* consiste en ce que l'utérus s'abaisse en masse, entraînant avec lui les parois vaginales qui se retroussent comme un doigt de gant. Par suite, quand l'utérus est dans sa position vicieuse, on constate un vide à sa place normale ; quand il est réduit (cette ré-

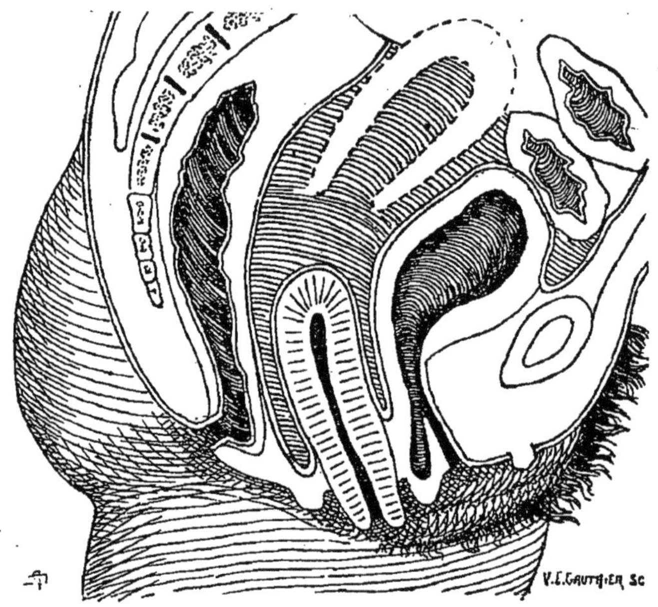

Fig. 39. — Prolapsus utérin.

duction est généralement facile), les culs-de-sacs vaginaux conservent leur profondeur ordinaire et leurs rapports normaux avec le col.

Ces deux caractères distinguent le prolapsus vrai du *pseudo-prolapsus* ou *allongement hypertrophique du col* que nous étudierons tout à l'heure.

IMMOBILISÉ. — Le toucher peut montrer l'utérus plus ou moins *immobilisé* dans sa situation normale par des exsudats pelviens ; — ou encore *refoulé* et *comprimé* contre tel ou tel point de la paroi pelvienne par une production inflammatoire ou néoplasique de voisinage.

Dans l'un et l'autre de ces cas, il existe d'autres signes plus importants que nous retrouverons à propos des tumeurs et des inflammations péri-utérines.

Hypertrophié en totalité. — On doit plus que jamais songer à la possibilité d'une *grossesse* et on n'abandonnera cette hypothèse que lorsqu'on sera plus que certain qu'elle n'est pas justifiée.

En dehors de la grossesse, un utérus plus gros que nature peut s'expliquer par deux ordres de causes :

a, *inflammatoires* ;

b, *néoplasiques*.

a. — L'*hypertrophie d'origine inflammatoire*, qu'elle soit due à une inflammation vraie (*métrite parenchymateuse*) ou à un simple état congestif, a pour caractères essentiels d'être douloureuse et de se modifier plus ou moins rapidement sous l'influence d'un traitement approprié.

b. — Reste *l'hypertrophie d'origine néoplasique*.

Elle peut résulter d'une *tumeur cavitaire* ou d'une *tumeur pariétale*.

Tumeurs cavitaires. — Nous reviendrons plus spécialement sur les *tumeurs cavitaires* à propos du toucher intra-utérin.

Bornons-nous à citer ici, pour n'avoir plus à y revenir, certaines raretés pathologiques (*môles hydatiformes, hydrométrie, physométrie, hématométrie, kystes hydatiques*).

Tumeurs pariétales. — Les *productions pariétales* qui peuvent donner lieu à l'hypertrophie en bloc de l'utérus relèvent de deux causes : le *cancer* et le *fibrôme*.

Le *cancer* est rare ; nous parlons, bien entendu, du cancer primitif de la paroi du corps utérin, et non pas du cancer de la muqueuse corporéale, ni du cancer du col, que nous retrouverons un peu plus loin.

Ce cancer est difficile à diagnostiquer au début, tant qu'il ne se révèle que par ses caractères physiques, utérus hypertrophié, plus ou moins bosselé et douloureux; plus tard, quand il envahit la muqueuse, les hémorragies, l'ichor fétide, l'état cachectique apparaissent et le diagnostic alors devient évident.

Les *fibrômes* qui produisent une augmentation de volume de l'utérus, sans se révéler par une tumeur exubérante dans l'abdomen *(voir plus haut)*, ni par des symptômes cavitaires *(voir plus loin)*, sont dits *interstitiels*.

Tantôt ils affectent la forme diffuse ; c'est l'état connu sous le nom de *gigantisme utérin*. Le diagnostic de cet état est assez obscur. Il repose précisément sur des caractères négatifs : — la marche lente, la persistance des règles, l'absence de phénomènes sympathiques différencient le gigantisme utérin d'une grossesse au début ; — l'absence de douleurs et de symptômes inflammatoires exclut l'idée d'une métrite ; — l'état stationnaire de la tumeur élimine le cancer.

Tantôt ils revêtent la forme circonscrite *(utérus fibromateux proprement dit)*. Cette forme est constituée par des fibrômes de petit volume disséminés et infiltrés, en nombre variable, dans la paroi utérine; ces fibrômes produisent non seulement une hypertrophie d'ensemble de l'utérus, mais un état bosselé de sa surface que le palper abdominal et le toucher des culs-de-sacs font apprécier. Le lieu d'élection de ces petits fibrômes est fréquemment la paroi postérieure de l'utérus; ils favorisent les rétrodéviations de cet organe et accentuent, par leur présence, les accidents mécaniques propres à ces déviations

B. — Lésions du col utérin.

La première sensation que peut percevoir le doigt est celle d'une *tumeur* développée aux dépens du col et proéminant dans le vagin.

Sous cette désignation de *tumeurs*, nous ne comprenons pas les lésions hypertrophiques du col, de nature inflammatoire, que nous décrirons tout à l'heure comme liées à la *métrite cervicale chronique*.

Tumeurs du col.

Cette distinction établie, le col peut présenter trois sortes de tumeurs :

a. — Un ALLONGEMENT HYPERTROPHIQUE, dû à l'hyperplasie de son tissu propre ; ce n'est autre chose, somme toute, que la localisation au col du processus fibromateux diffus que nous décrivions tout à l'heure sous le nom de gigantisme utérin.

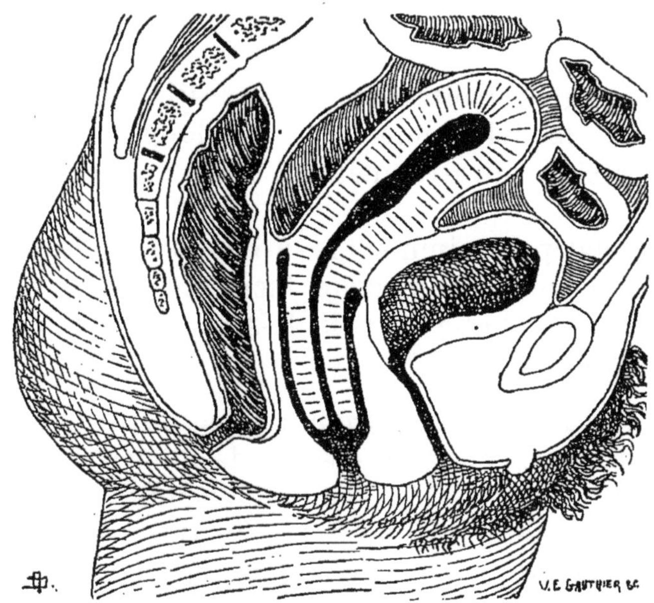

Fig. 40. — Allongement hypertrophique du col (*intra-vaginal*).

Cet allongement du col peut porter seulement sur la *portion vaginale* de cet organe.

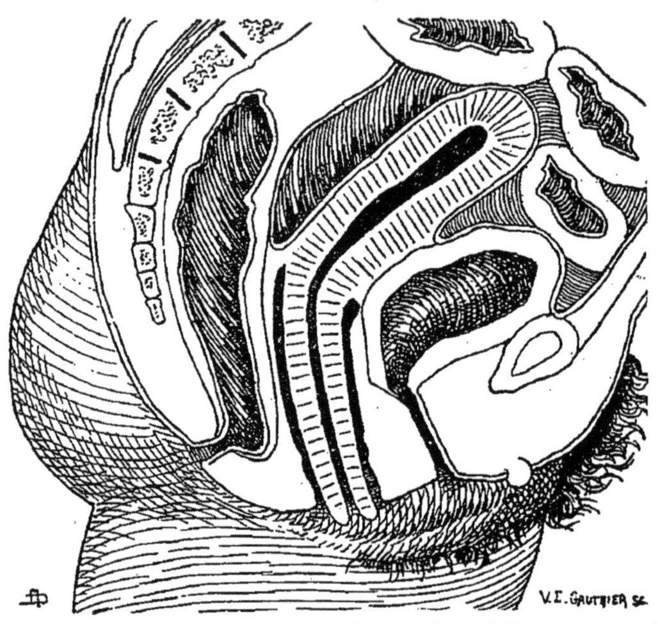

Fig. 41. — Allongement hypertrophique du col (*extra-vulvaire*).

Le doigt perçoit alors la sensation d'un cylindre allongé, lequel, selon son développement variable, peut rester intra-vaginal ou faire saillie hors de la vulve.

Cet état peut simuler de prime abord le prolapsus véritable ; mais on constate bien vite que le vagin est resté normal et que les culs-de-sacs ont acquis une profondeur exagérée.

L'allongement hypertrophique peut être localisé à la portion du col située au-dessus de l'insertion du vagin, *hypertrophie sus-vaginale* de HUGUIER.

Le diagnostic avec le prolapsus utérin est ici un peu moins facile. En même temps, en effet, que le col s'abaisse, les culs-de-sacs descendent et la muqueuse vaginale peut venir constituer à la vulve la cystocèle et la rectocèle.

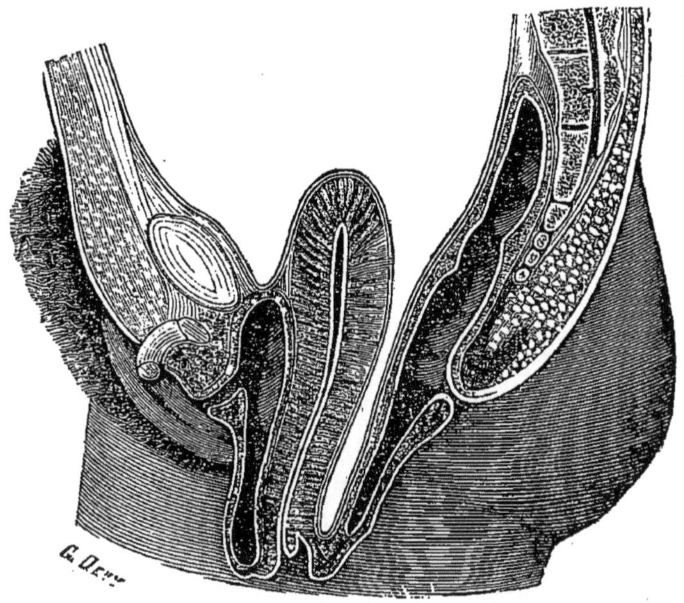

Fig. 42. — Hypertrophie sus-vaginale du col.

Il y a cependant des caractères différentiels :

Si l'on cherche à refouler l'utérus en haut, la réduction ne s'opère pas avec la même facilité que dans le véritable prolapsus ;

Au lieu d'amener du soulagement, ces tentatives de réduction provoquent plutôt de la douleur ;

L'exploration par le palper bimanuel montre que le corps utérin occupe toujours sa place normale ;

L'hystéromètre révèle un allongement de la cavité utérine pouvant aller jusqu'à 12 et 15 centimètres, au lieu des 6 à 8 centimètres qui sont le chiffre normal et qui persistent dans le prolapsus vrai.

b. — Les fibrômes. — Nous ne parlons pas des fibrômes cavitaires de l'utérus qui peuvent être accessibles par l'orifice du col, mais seulement des fibrômes développés dans l'épaisseur même d'une des lèvres de ce dernier organe.

Ils se présentent au doigt sous la forme d'une tumeur lisse, sessile, indolore, déformant le col et déviant l'utérus à des degrés variables, mais offrant ce caractère essentiel que l'orifice utérin se retrouve, en un point quelconque, à côté de la tumeur, séparant cette dernière de l'autre lèvre du col.

c. — LE CANCER. — Le cancer du col est une affection des plus communes.

Il peut offrir deux formes cliniques : — la forme *végétante*, sorte de chou-fleur fongueux, saignant, étalé au fond du vagin ; — la forme *ulcéreuse* ou *térébrante*, dans laquelle le col se trouve détruit peu à peu par une ulcération anfractueuse, à marche extensive, à bords notablement indurés.

A une période avancée, le diagnostic de l'une comme de l'autre de ces formes s'impose de lui-même ; il suffit d'avoir présente à l'esprit la possibilité d'un placenta putréfié, d'un corps étranger, d'un fibrôme sphacélé pour s'épargner, au prix d'un examen attentif, une erreur grossière.

Le diagnostic n'est pas, à beaucoup près, aussi facile à la période de début, à celle précisément où il serait utile de pouvoir l'établir d'une façon certaine, pour appliquer à temps l'hystérectomie vaginale.

A cette période, le col est dur, plus ou moins irrégulier, végétant et bosselé.

Mais peut-on affirmer qu'il s'agit d'un cancer et non pas de petits fibrômes intra-labiaux, de nodules cicatriciels, d'inclusions kystiques folliculaires, d'ectropion inflammatoire à surface granuleuse et végétante ? Le simple toucher est souvent impuissant à trancher la question.

Il faut adjoindre au toucher d'autres moyens d'investigation.

Le *signe dit de* LAROYENNE a une véritable valeur clinique : *Toutes les fois que, dans une surface suspecte du col ou de la cavité cervicale, on peut enfoncer l'ongle et ramasser quelques débris de tissu, on est autorisé à affirmer la nature épithéliomateuse de la maladie.*

L'examen micrographique de fragments du tissu suspect, recueillis par un coup de ciseaux ou de curette, ne doit jamais être négligé.

Mais ce sont surtout les *signes fonctionnels* qui fournissent, en pareil cas, les éléments les plus sérieux du diagnostic : — le symptôme *douleur* est en faveur d'une métrite chronique, le cancer du col étant généralement indolore jusqu'à une période avancée de son évolution ; — par contre, les *ménorragies répétées*, sans douleurs, la persistance d'un *écoulement séro-sanguinolent* pendant la période intermenstruelle, l'existence surtout d'un *ichor fétide* doivent inspirer de légitimes inquiétudes.

Modifications de situation.

Normalement, le col est situé sur la ligne médiane ; son axe est à peu près perpendiculaire à celui du vagin. Lorsque le doigt s'introduit au fond du vagin, il tombe donc sur la lèvre antérieure du col, en arrière de laquelle il trouve l'orifice externe regardant en bas et en arrière.

L'antéversion normale est-elle exagérée, c'est-à-dire l'orifice externe du col est-il porté tout à fait en arrière, accolé contre la paroi postérieure du vagin ? C'est *l'antéversion pathologique.*

L'axe du col tend-il à se rapprocher de l'axe du vagin, ou, à plus forte raison, le col se porte-t-il en avant ?

Cet état constitue la *rétroversion*, laquelle, rappelons-le, est souvent la première étape du prolapsus utérin.

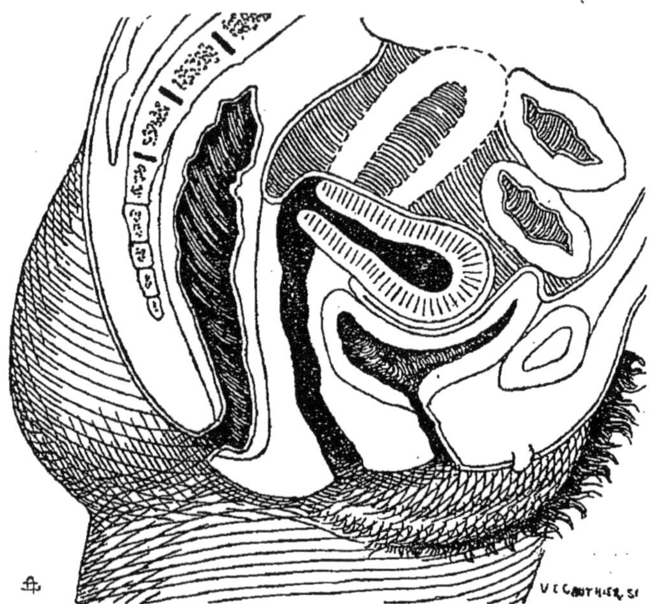

Fig. 43. — Antéversion de l'utérus.

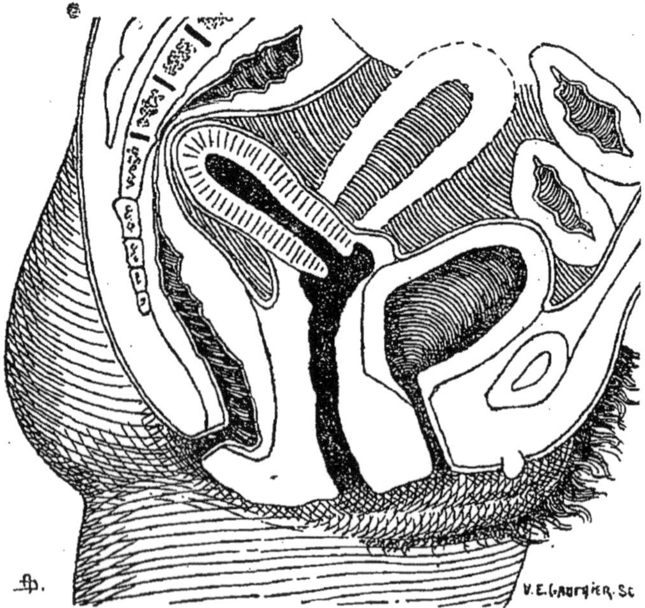

Fig. 44. — Rétroversion de l'utérus.

Le col est-il dévié latéralement ? il indique une *laté-roversion* du corps utérin en sens inverse, produite, la plupart du temps, par une tuméfaction de voisinage, inflammatoire ou néoplasique.

Rappelons, en passant, le caractère essentiel qui distingue les *versions* des *flexions* de l'utérus.

Dans les *versions*, l'utérus tout entier subit un mouvement de bascule ; l'inclinaison respective de ses deux segments, corps et col, ne varie pas et toute déviation du corps se traduit par un déplacement du col en sens inverse, perceptible par le vagin.

Dans les *flexions*, au contraire, le corps s'incurve sur le col, en avant, en arrière ou sur les côtés ; il proémine dans tel ou tel cul-de-sac ; mais le col garde sa direction normale par rapport à l'axe du vagin.

Modifications de forme, de volume, de consistance.

Nous devons passer sous silence les importantes modifications que subit le col, soit pendant la grossesse, soit au cours de l'accouchement, soit dans la période du post-partum.

Notons sommairement les caractères de tuméfaction, de tension, de chaleur et de douleur que le col présente au doigt, dans les cas de métrite et de congestion utérine aiguës.

Ces conditions mises à part, les modifications de *forme*, de *volume* et de *consistance* que peut offrir le col, à l'état chronique, relèvent presque exclusivement de cet état complexe, connu sous le nom de *métrite chronique du col*, que l'on rencontre chaque jour dans la pratique et sur lequel, pour cette raison, nous devons insister.

Lésions de la métrite chronique du col. — La

métrite chronique du col a pour première étape une infection de la muqueuse.

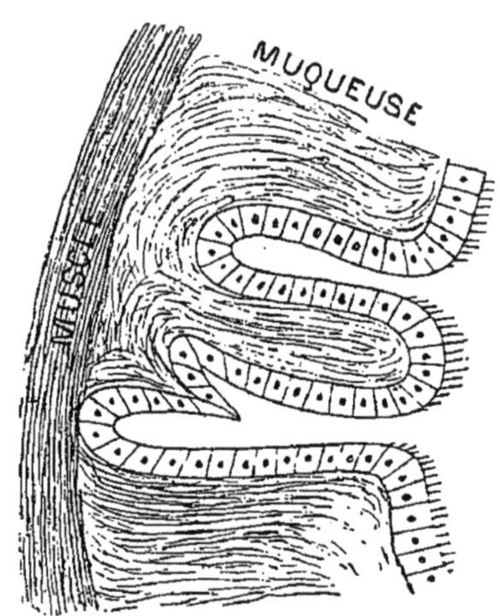

Fig. 45. — Muqueuse normale du corps de l'utérus.

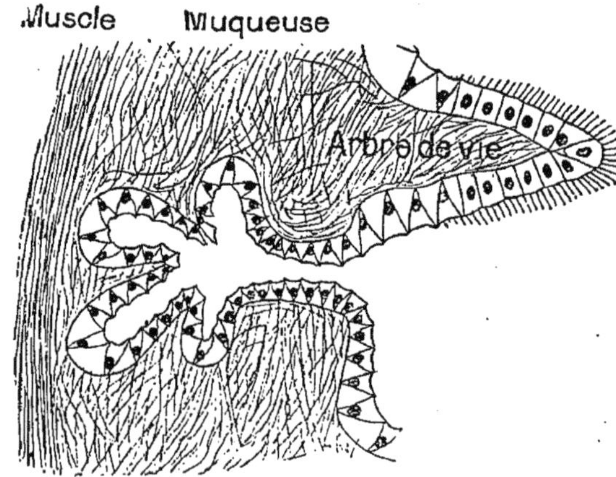

Fig. 46. — Muqueuse normale du col.

C'est donc *l'endométrite* qui ouvre la scène ; la *métrite proprement dite (myométrite, métrite parenchymateuse)* n'est qu'une phase ultérieure du processus.

Endométrite intra-cervicale. — Les lésions de l'endométrite peuvent rester limitées à la cavité cervicale, surtout quand l'orifice externe est atrésié ; à cet état, elles ne se révèlent que par l'hypersécrétion des glandes, par le catarrhe cervical ; le toucher est de nul secours pour le diagnostic.

Ectropion. — Il vient un moment où la muqueuse enflammée, turgescente, se trouve trop à l'étroit dans la cavité du col ; elle fait alors hernie par l'orifice externe et s'épanouit à la surface vaginale du col, imprimant à cette surface cet aspect rougeâtre, tomenteux, qu'on a longtemps décrit sous le nom *d'ulcération* et qui n'est autre chose qu'un

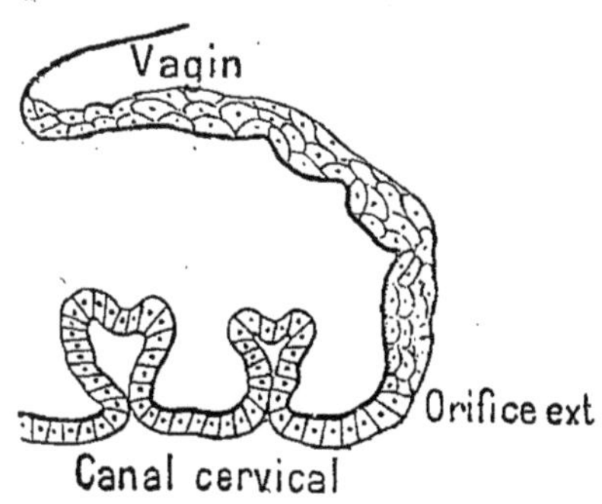

Fig. 47.
Coupe du col utérin normal.

ectropion de la muqueuse intra-cervicale, enflammée et bourgeonnante.

L'examen microscopique montre, en effet, au niveau de cette pseudo-ulcération, non pas une desquamation, mais bien un épaississement de la couche épithéliale.

Cet ectropion affecte des degrés et des aspects très variables.

Sa surface peut être presque lisse et à peine rougeâtre, ou, au contraire, fortement irrégulière, mamelonnée et saignante ; tantôt il constitue un étroit liseré

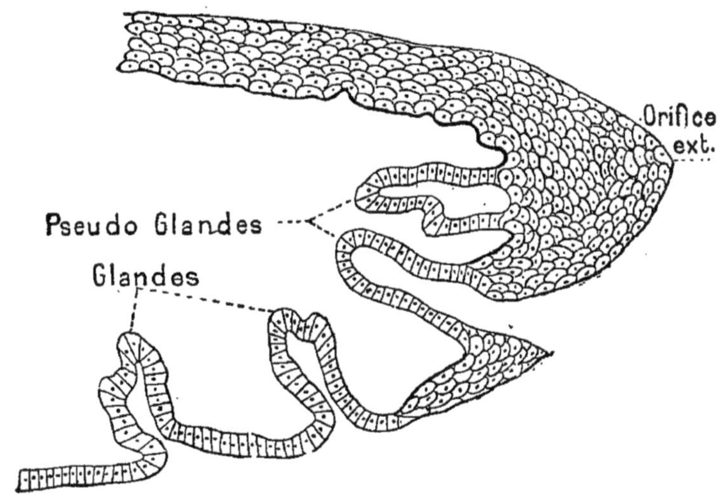

Fig. 48. — Coupe du col utérin enflammé en ectropion.

autour de l'orifice externe du col, tantôt il envahit toute la surface vaginale de cet organe ; enfin il peut être localisé à une seule lèvre ou être réparti, plus ou moins symétriquement, sur toutes les deux.

L'appréciation de ces caractères variables se fait surtout par la vue et ressortit principalement à l'examen par le spéculum.

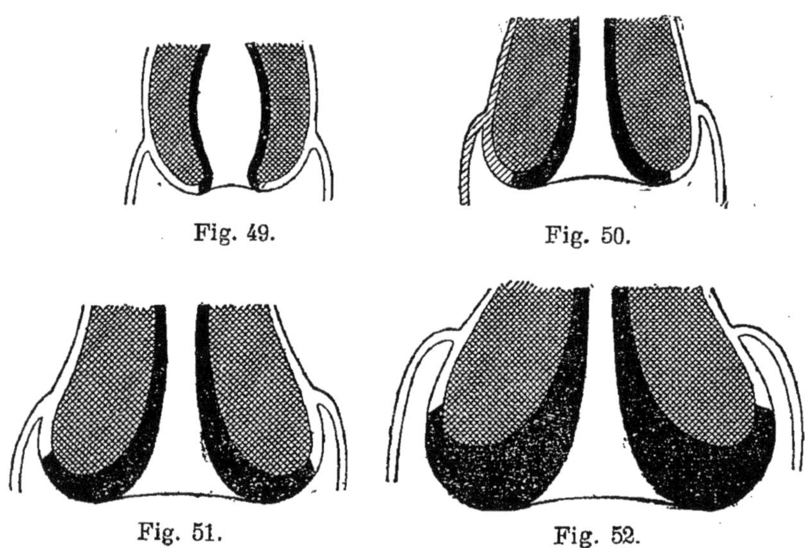

Fig. 49.   Fig. 50.

Fig. 51.   Fig. 52.

FORMATION DE L'ECTROPION.

Fig. 49, Col normal. — Fig. 50, Ectropion léger. — Fig. 51, Ectropion moyen. — Fig. 52, Ectropion accentué.

Il n'en est pas moins vrai qu'un doigt exercé appréciera fort bien la consistance spéciale d'une muqueuse cervicale ectropionnée et que le toucher donnera d'avance une idée fort nette des lésions que le spéculum découvrira plus tard.

Eversion des lèvres. — La tuméfaction de cette muqueuse herniée (véritable *chémosis,* pour continuer la comparaison avec l'oculistique) peut encore donner au toucher la sensation d'un épaississement des lèvres du col, avec retournement en dehors *(éversion)* ; c'est ce qui constitue la *fausse hypertrophie* du col, par opposition à l'hypertrophie vraie que nous observerons tout à l'heure.

Lésions du parenchyme. — Si les lésions de la muqueuse ne sont pas modifiées à temps, elles retentissent tôt ou tard sur la couche sous-jacente, sur le stroma conjonctivo-musculaire de la paroi utérine ; c'est ainsi que la *métrite proprement dite* succède à *l'endométrite* initiale.

Cette extension en profondeur évolue à la façon de tous les processus de *sclérose.*

Au début, il y a prolifération des éléments du tissu interstitiel ; c'est à cette période que correspondent ces cols volumineux, mous, violacés, gorgés de liquide, saignant facilement au moindre traumatisme.

Plus tard, ce tissu de nouvelle formation se rétracte, se condense, étouffant peu à peu les éléments musculaires ; le col devient alors atrophié, sec et dur.

C'est ainsi qu'on a pu décrire, dans la métrite chronique du col, deux aspects opposés de cet organe, l'un hypertrophique, l'autre atrophique ; ce ne sont que deux phases d'un même processus ; tout dépend de la période à laquelle on observe l'organe malade.

Kystes folliculaires. — Les glandes mucipares dont est pourvue la muqueuse du col prennent une part active à ce processus. Elles s'hypertrophient ; elles s'enfoncent dans l'épaisseur du stroma sous-jacent ; en même temps elles font saillie à la surface du col.

A un moment donné, il est rare que l'orifice excréteur d'un certain nombre de ces glandes ne s'oblitère pas, surtout si un traitement malencontreux est intervenu (cautérisations) ; de là, rétention du mucus sécrété et formation de *kystes folliculaires.*

Le doigt perçoit ces kystes, à la surface de la muqueuse, sous forme de saillies grosses comme un grain de mil, comme une lentille, ou, plus profondément, dans l'épaisseur même des lèvres du col, sous forme de petites tumeurs qui peuvent atteindre le volume d'un pois et même celui d'une noisette.

Etat scléro-kystique. — Autour des glandes enflammées et oblitérées il s'opère fréquemment un travail de *périfolliculite* qui se propage, sous forme de travées fibreuses, dans l'épaisseur du tissu cervical.

Ce mélange de kystes et de nodules indurés constitue cet état spécial de *dégénérescence scléro-kystique,* avec hypertrophie véritable, qui est le degré le plus complexe de la métrite du col.

Cet état peut être généralisé à tout le col, ou localisé en certains points ; il est assez douloureux en général ; le toucher le fait apprécier bien mieux que la vue.

Il faut être exercé à le bien reconnaître, parce qu'il comporte une intervention spéciale, d'où dépend la guérison, *l'opération dite de* Schrœder.

Lacérations. — Ce n'est pas tout. Il est une dernière lésion du col qu'il est essentiel de rechercher, c'est la *lacération* de cet organe.

Elle siège ordinairement au niveau de la commissure gauche, plus rarement à droite ; d'autres fois elle est bilatérale, antérieure, postérieure, ou étoilée.

Elle a pour point de départ une déchirure du col produite au cours d'un accouchement. Le plus souvent, cette déchirure se réunit bien et guérit sans laisser de traces ou du moins sans produire de troubles ultérieurs.

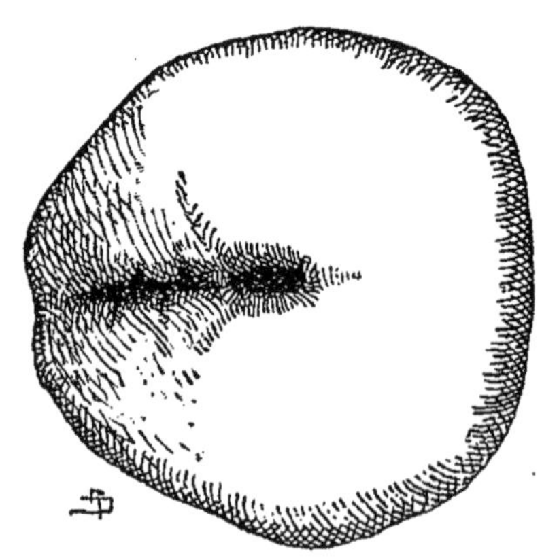

Fig. 53.
Lacération unilatérale du col.

Mais, quand elle évolue dans un milieu septique,
il est fréquent que ses bords se cicatrisent en surface et ne se réunissent pas ; de plus la cicatrice
s'entoure d'une zone de tissu inodulaire, sorte de clou
douloureux (*cicatrical plug* D'EMMET) implanté au sein du tissu du col.

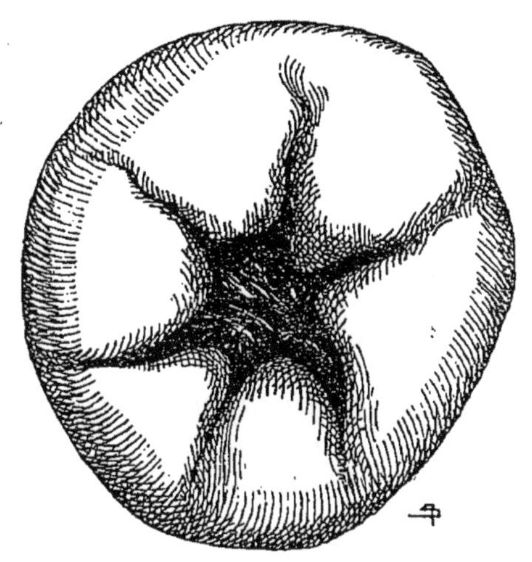

Fig. 54. — Lacération étoilée.

Cette lacération s'accompagne presque toujours des au-
tres accidents de la
métrite du col ; il est
fréquent, en outre,
d'observer une indu-
ration paramétritique
qui lui est immédia-
tement juxtaposée.
Si excessive que
soit l'importance attribuée par EMMET à ce noyau cicatriciel, il est hors de doute que, chez certaines malades,
cette lésion est la cause de douleurs extrêmement vives
et persistantes qui résistent à tous les traitements et qui
disparaissent seulement le jour où l'on a excisé l'épine
inflammatoire et réparé la déchirure par l'avivement et
la suture (*trachélorraphie* ou *opération* d'EMMET).

Le toucher est ici, plus que jamais, le moyen de
diagnostic par excellence. Il est à remarquer que telle
lacération, dont l'existence et les caractères viennent
d'être perçus par le doigt avec la plus grande netteté,
est très mal appréciée quand on l'examine au spéculum
et fût peut-être restée méconnue si l'on s'en était tenu
à ce dernier procédé d'exploration.

En résumé, étant donnée une métrite chronique du
col, on voit que le toucher suffit à lui seul pour saisir

les particularités anatomiques les plus importantes de cet état.

Il reste à être renseigné sur l'état des annexes ; c'est le toucher appliqué aux culs-de-sacs qui nous donnera plus tard ce renseignement.

C. — Lésions de la cavité utérine ; Toucher intra-utérin.

Parmi les lésions qui ont pour siège la cavité utérine, une distinction doit être faite :

a. — Col spontanément dilaté.

Les unes s'accompagnent d'une *dilatation spontanée du col* et s'offrent assez facilement au doigt.

Il est d'ailleurs utile, pour rendre cette exploration plus nette, de fixer le fond de l'utérus, en déprimant la paroi abdominale avec l'autre main, ou encore d'abaisser l'utérus vers la vulve en saisissant le col à l'aide d'une pince tire-balles *(voir plus loin)*.

Cette dilatation spontanée du col peut résulter de diverses productions intra-utérines :

Placenta retenu. — Elle est très habituelle quand il s'agit d'un *placenta retenu*.

La rétention placentaire est surtout fréquente à la suite d'une fausse-couche ; le diagnostic en est parfois fort délicat, en raison des dénégations intéressées de la malade ; d'une manière générale, il y a lieu de faire abstraction des renseignements qui vous sont fournis et d'établir le diagnostic par les seuls caractères objectifs de la lésion (1).

(1) Je fais rentrer ici les accidents de la rétention placentaire *post-abortum* parce que, dans ces conditions, la grossesse est quelquefois ignorée ou dissimulée par la malade ; c'est donc comme gynécologue, aussi bien que comme accoucheur, que le praticien est appelé à faire le diagnostic de ces accidents.

S'il s'agit d'un *placenta bien toléré*, la consistance mollasse, *sui generis*, de cette tumeur, sa friabilité spéciale, la distingueront assez nettement du *fibrôme intra-cavitaire*.

S'il y a des *accidents hémorragiques*, ce même caractère servira encore au diagnostic ; la date récente, l'apparition brusque de l'hémorragie seront plutôt en faveur d'un placenta retenu que d'un fibrôme.

L'embarras peut être plus grand, s'il y a des *pertes fétides*, des *accidents de septicémie*.

Comment se prononcer alors entre un placenta putréfié et un fibrôme sphacelé et ramolli ?

Heureusement l'hésitation n'a pas grande importance, puisque, dans les deux cas, l'indication est la même, compléter au plus vite la dilatation et débarrasser l'utérus de son contenu infectieux.

Polypes muqueux. — Les *polypes muqueux* d'un certain volume, lorsqu'ils ne sont pas assez longs pour pendre dans le vagin et lorsqu'ils restent en contact, par leur partie renflée, avec la cavité cervicale, peuvent déterminer une dilatation du col assez forte pour permettre au doigt de les explorer.

Qu'ils proviennent du fond de l'utérus ou qu'ils s'implantent sur la muqueuse même du col, ils sont reconnaissables à leur surface lisse, à leur mobilité, à leur mollesse spéciale, *molluscoïde*.

Polypes fibreux. — Les *polypes fibreux intra-cavitaires*, tumeurs pédiculisées, remplissant plus ou moins la cavité utérine, se reconnaissent à leur surface unie, à leur consistance ferme, à leur indolence ; nous verrons plus tard dans quelle mesure le spéculum et l'hystéromètre interviennent pour compléter ce diagnostic, pour préciser le point d'implantation et le volume du pédicule.

Ces fibrômes offrent des caractères qui leur sont communs avec d'autres productions intra-cavitaires : ils donnent lieu à des hémorragies plus ou moins profuses et ils provoquent parfois, de la part. de l'utérus, vis-à-vis duquel ils jouent le rôle de corps étrangers, des douleurs expulsives très violentes ; ces douleurs s'observent surtout au moment des règles.

Suivant leur point d'implantation, suivant la longueur de leur pédicule,. ils sont retenus plus ou moins longtemps dans l'utérus avant d'être expulsés dans le vagin. Cette expulsion s'opère par des alternatives de propulsion et de retrait,comme celle de la tête fœtale à la vulve ; elle peut offrir des intermittences si accentuées que la tumeur, constatée un jour, se trouve méconnue le lendemain.

INVERSION UTÉRINE AU 1ᵉʳ DEGRÉ. — Le fond de l'utérus, dans l'*inversion utérine au 1ᵉʳ degré* (inversion *intra-utérine*), peut venir faire saillie entre les lèvres du col sous la forme d'une tumeur qu'il est souvent difficile, du moins par le toucher seul, de différencier d'avec un fibrôme.

Ce diagnostic devra être forcément complété par le ·spéculum (surface rouge du tissu utérin, gris blanchâtre du fibrôme) ; —par l'hystéromètre (rigole circulaire peu profonde dans l'inversion, pénétration franche en cas de fibrôme pédiculé) ; — par le toucher rectal et par le palper abdominal (utérus hypertrophié dans le fibrôme, paraissant diminué dans l'inversion) ; — quelquefois il est possible de constater, à travers certaines parois très souples, la dépression en cul-de-bouteille du fond de l'utérus inversé.

CANCER. — Le *cancer de la muqueuse du corps de l'utérus* se traduit, à un certain moment de son évolution, par des *végétalions* qui s'épanouissent à travers le col dilaté ; elles sont reconnaissables à leur surface inégale, framboisée, à leur friabilité, enfin à leurs caractères micrographiques.

Notons toutefois que le diagnostic se fait surtout par les symptômes concomitants, marche rapide des accidents, hémorragies, douleurs, ichorrée fétide, etc.

b. — Col artificiellement dilaté.

D'autres lésions intra-utérines ne deviennent perceptibles au doigt qu'après *dilatation artificielle du col ;* cette dilatation s'effectue à l'aide de tiges de laminaire.

D'une manière générale, chez toute femme atteinte de métrorragies profuses et prolongées, dont la cause reste obscure, il est indiqué de dilater l'utérus pour en explorer la cavité à l'aide du doigt.

VÉGÉTATIONS POLYPEUSES. — Cette manœuvre peut faire découvrir un ou plusieurs *petits polypes muqueux,* que leur volume minime ne faisait pas soupçonner et qui sont susceptibles, malgré ce petit volume, d'entretenir des pertes sanguines remarquablement abondantes et rebelles.

Elle permet de constater les *granulations,* les *fongosités* qui accompagnent certaines *endométrites hémorragiques ;* — les *ulcérations* ou les *végétations* qui caractérisent le *cancer de la muqueuse du corps* à ses débuts.

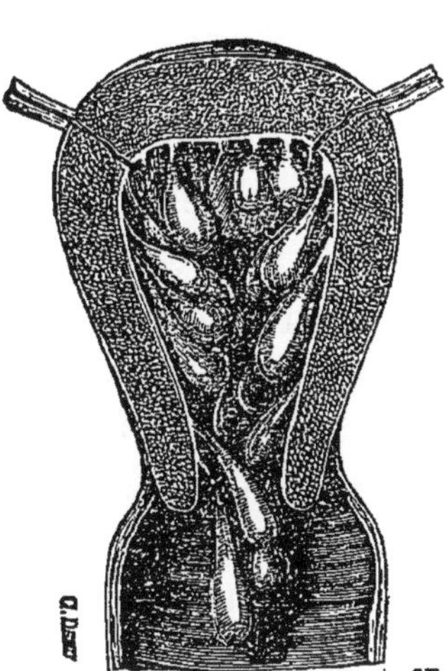

Fig. 55.
Végétations polypeuses
de la cavité utérine.

Elle est d'autant plus utile, dans tous ces cas, qu'elle constitue en même temps le prélude de l'intervention commune qu'il convient de leur appliquer, le râclage de la surface interne de l'utérus par la curette.

FIBRÔMES SOUS-MUQUEUX SESSILES. — C'est encore par la dilatation utérine, portée assez loin, suivant la méthode de VULLIET (de Genève), qu'on arrive à diagnostiquer les *fibrômes intra-cavitaires* dits *inaccessibles*, c'est-à-dire ces fibrômes sous-muqueux, non pédiculisés, à peine proéminents dans la cavité utérine, qui ne se traduisent guère que par des accidents hémorragiques ; la cause des hémorragies reste incertaine tant que le toucher utérin, facilité par la dilatation préalable, n'a pas permis de sentir la tumeur.

3° Toucher vaginal appliqué aux culs-de-sacs.

Que l'exploration du vagin et de l'utérus ait été positive ou négative, il est indispensable de la faire suivre d'une exploration minutieuse des *culs-de-sacs*.

Dans le premier cas, on reconnait de la sorte si l'affection qu'on a constatée est simple ou compliquée, si une métrite, par exemple, est accompagnée ou non d'inflammation des annexes.

Dans le second cas, on peut trouver, du côté des culs-de-sacs, l'explication, obscure jusque-là, de tel symptôme douloureux ou fonctionnel accusé par la malade.

Cette exploration doit constamment avoir lieu sous forme de *palper bimanuel*. Le toucher, sous cette forme, acquiert ici toute sa valeur ; c'est presque uniquement sur lui que repose la constatation si importante des lésions des annexes, le spéculum et l'hystéromètre n'étant d'aucun secours en pareil cas.

A. — Cul-de-sac antérieur.

C'est par lui qu'on doit commencer.

Douleur.

Le doigt, parcourant la face antérieure de l'utérus, peut provoquer de la *douleur*.

Celle-ci est localisée assez fréquemment en un point de la dépression qui sépare le col du corps ; il arrive souvent que l'on constate en ce même point une induration nodulaire plus ou moins saillante.

Ces nodules douloureux s'observent surtout chez des femmes atteintes d'endométrite du col ou d'antéflexion accentuée ; ils sont dus à un certain degré de *paramétrite*, de *lymphangite juxta-utérine*.

D'autres fois, la douleur est liée à une affection de la *vesssie* (cancer, fongus, calcul vésical) ayant déterminé des lésions de cystite et de péricystite ; le diagnostic repose alors sur la coexistence d'accidents vésicaux (troubles de la miction, urines purulentes ou hémorragiques, signes fournis par le cathétérisme, etc.)

Tumeurs.

Dans cette même direction, le doigt peut rencontrer une *tumeur*.

Est-ce le *corps de l'utérus, antéversé* ou *antéfléchi ?*

Est-ce une *pelvi-péritonite anté-utérine* ou un *phlegmon de la cavité de Retzius ?*

Est-ce un *fibrôme ?*

Les deux variétés de l'*antédéviation utérine* ont pour caractère commun que le corps utérin fait défaut à sa place habituelle, signe appréciable surtout par le toucher rectal.

Mais, différence essentielle, dans l'*antéversion*, le col est porté en arrière et en haut, en sorte qu'il est parfois malaisé d'en atteindre l'orifice ; le cul-de-sac antérieur est à la fois moins profond et plus large ; il peut être aussi le siège d'une de ces fausses-routes auxquelles PAJOT fait jouer avec raison un si grand rôle dans la stérilité.

Dans l'*antéflexion*, le col occupe sa place normale dans le vagin ; il est ordinairement possible de sentir,

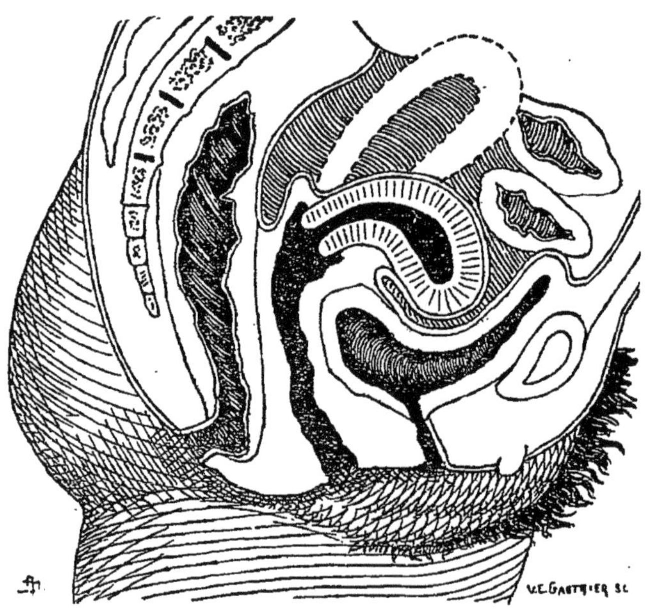

Fig. 56. — Antéflexion de l'utérus.

avec le doigt, le coude formé par l'union du corps et du col ; pourtant cette constatation est difficile, si la femme est très grasse et l'utérus très élevé.

Une *pelvi-péritonite anté-utérine* ou un *phlegmon de la cavité de Retzius* s'accompagnent d'accidents inflammatoires qui ne permettent guère le doute. Ces deux affections seront d'ailleurs distinguées l'une de l'autre par le cathétérisme de la vessie.

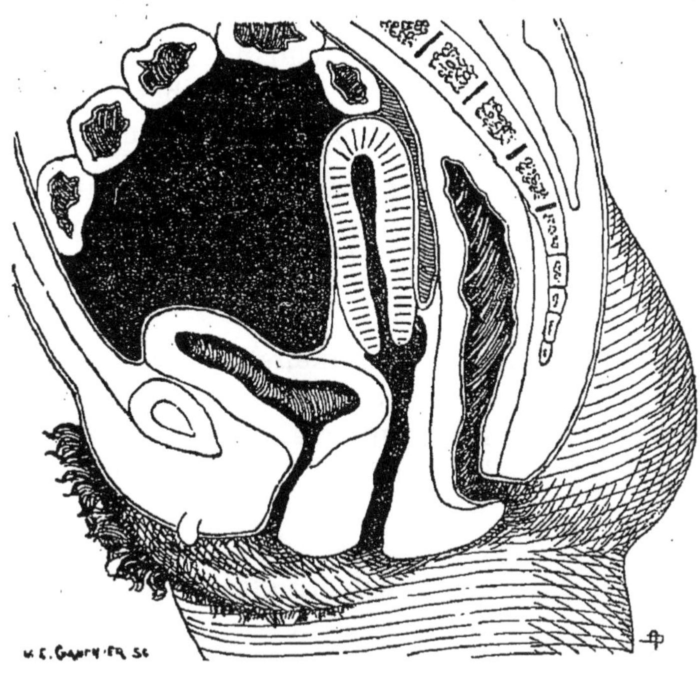

Fig. 57. — Pelvi-péritonite anté-utérine.

Un *fibrôme* de la paroi antérieure de l'utérus se reconnait à sa mobilité spéciale, s'il est inséré par un pédicule long et mince.

S'il est sessile ou interstitiel, le diagnostic devient plus difficile. Toutefois le toucher rectal montre alors que l'utérus occupe sa place normale ; l'hystéromètre indique que la cavité utérine a conservé sa direction.

Enfin, les deux états peuvent coïncider, c'est-à-dire qu'un fibrôme antérieur peut avoir entraîné l'utérus èn antédéviation ; l'hésitation est alors de règle et la question presque insoluble, à moins que le fibrôme ne soit très volumineux.

B. — Cul-de-sac postérieur.

Plus encore que le précédent, le cul-de-sac postérieur est un lieu d'élection pour les *fausses-routes maritales*, pour peu que l'utérus ait une tendance à la rétroversion; il ne faut donc pas manquer de rechercher cette déformation, quand on est consulté par une femme stérile.

Ce caractère mis à part, il faut éliminer tout d'abord les sensations *d'origine rectale* que peut fournir le toucher, lorsqu'il est pratiqué dans la direction du cul-de-sac postérieur :

CANCER DU RECTUM. — L'une, relativement rare, s'observe quand un *cancer du rectum* a plus ou moins envahi la cloison recto-vaginale ; c'est une induration, parsemée de bosselures inégales, parfois compliquée de perforation.

Le diagnostic se fait sans peine par la coexistence d'accidents intestinaux (hémorragies, rétrécissement) et par les signes du toucher rectal.

MATIÈRES FÉCALES. — L'autre, excessivement fréquente au contraire, résulte de l'*accumulation de matières fécales dures* dans l'ampoule du rectum.

Ces matières en imposent aisément pour une tumeur; les débutants s'y trompent chaque jour.

Un peu d'attention prévient toute erreur : l'indolence des matières fécales ; leur dépressibilité sous le doigt, dont elles conservent l'empreinte comme une masse de mastic ; enfin le toucher rectal et, au besoin, l'administration d'un lavement ne laissent place à aucun doute prolongé.

Notons aussi la possibilité de sentir une *tumeur osseuse* ou *périostique* développée sur la face antérieure du sacrum.

Ces causes étant éliminées, les tumeurs que le doigt peut rencontrer dans le cul-de-sac postérieur appartiennent à *l'utérus ou à ses annexes.*

Une distinction importante doit être faite :

La tumeur est-elle *indolente ?* est-elle *douloureuse ?*

a. — Tumeurs indolentes.

RÉTRODÉVIATIONS UTÉRINES. — La plus fréquente de ces tumeurs est celle qui est formée par le *corps de l'utérus* dévié vers le rectum.

Qu'il s'agisse d'une *version* ou d'une *flexion,* ces déviations donnent lieu respectivement à des considérations analogues à celles que nous avons exposées pour les antédéviations.

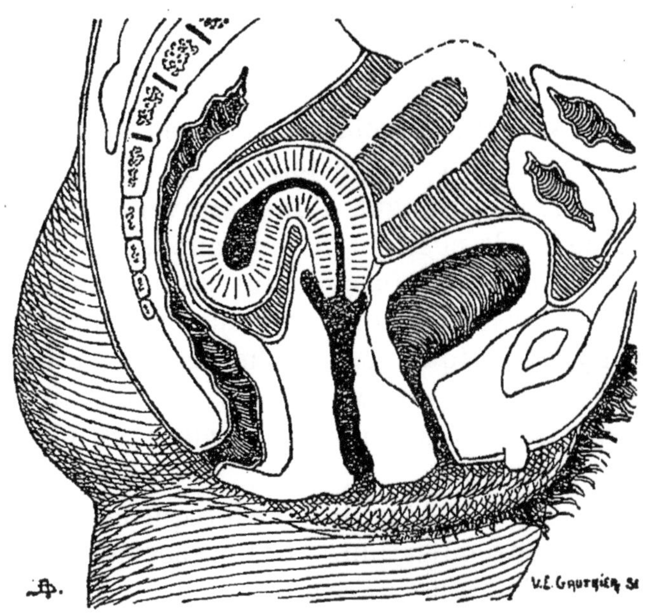

Fig. 58. — Rétroflexion de l'utérus.

Remarquons que les rétrodéviations utérines ne sont indolores qu'autant qu'elles ne sont pas compliquées.

Mais qu'elles viennent à s'accompagner de métrite, ce qui est fréquent, ou d'adhérences péri-utérines, ce qui est non moins ordinaire, la pression du doigt sur le corps utérin devient plus ou moins douloureuse. L'existence de ces complications se reconnait par les sécrétions de l'endomètre, par l'immobilité de l'utérus, par sa résistance aux tentatives de redressement.

Ajoutons que, chez beaucoup de femmes, les versions et flexions utérines donnent si peu de symptômes qu'elles passent ignorées ; chez d'autres, au contraire, elles déterminent des accidents dysménorrhéiques, des troubles vésicaux ou rectaux fort pénibles.

Ce sont aussi des facteurs importants de stérilité ; c'est dire qu'il est essentiel de les reconnaître.

Enfin, lorsqu'une femme à utérus rétrodévié devient enceinte, il faut avoir présente à l'esprit la possibilité de l'incarcération intra-pelvienne de l'utérus.

Fibrômes.— Plus rarement, la tumeur est un *fibrôme* développé dans la paroi postérieure de l'utérus.

Ce fibrôme se distingue d'une rétroversion en ce qu'il ne modifie pas la position du col dans le vagin. Il serait plus aisément confondu avec une rétroflexion, car ces deux états laissent le col à sa place ordinaire ; mais le palper hypogastrique, le toucher rectal et l'hystéromètrie montrent, en cas de fibrôme, le corps de l'utérus situé en avant de la tumeur, gardant sa place et sa direction normales.

Le diagnostic est plus difficile lorsque ces deux états, fibrôme et rétrodéviation, sont associés, le fibrôme ayant dévié l'utérus en arrière.

Ce diagnostic devient presque impossible si, à cette situation déjà complexe, s'adjoignent des symptômes de métrite ou de péri-métrite. On peut même être fort perplexe pour décider s'il ne s'agit pas d'une hématocèle rétro-utérine, d'une pelvi-péritonite suppurée, d'un pyosalpinx adhérent dans le cul-de-sac de Douglas.

b. — Tumeurs douloureuses.

OVAIRE PROLABÉ. — On trouve quelquefois une tumeur petite, isolée, mobile, roulant sous le doigt.

Ce n'est pas un petit fibrôme pédiculé, puisqu'elle est douloureuse.

On peut conclure alors à un *ovaire prolabé dans le cul-de-sac de Douglas* ; or l'ovaire normal n'est jamais senti ; c'est donc un ovaire enflammé, œdématié ou congestionné à un degré variable.

La pression du doigt sur cette tumeur détermine une douleur spéciale, angoissante et nauséeuse, comparable à celle que provoque, chez l'homme, une pression sur le testicule.

Les autres tuméfactions douloureuses du cul-de-sac postérieur se présentent sous la forme de masses plus ou moins diffuses et empâtées ; elles sont de nature *hémorragique* ou de nature *inflammatoire* :

TUMEURS HÉMORRAGIQUES. — L'accumulation de sang en arrière de l'utérus, dans le cul-de-sac de Douglas, la classique *hématocèle rétro-utérine* de NÉLATON, type par excellence des hémorragies péri-utérines, constitue une tumeur dont les caractères physiques sont variables selon la période à laquelle on l'examine.

Elle est molle et fluctuante, si on l'observe tout au début ; mais, à ce moment, le diagnostic se fait surtout par l'invasion bruyante des accidents péritonitiques concomitants.

Au bout de peu de jours, la tumeur s'entoure de fausses membranes ; elle devient alors dure, immobile ; elle donne la sensation de plâtre coulé dans le petit bassin; elle repousse l'utérus contre le pubis et immobilise les organes pelviens.

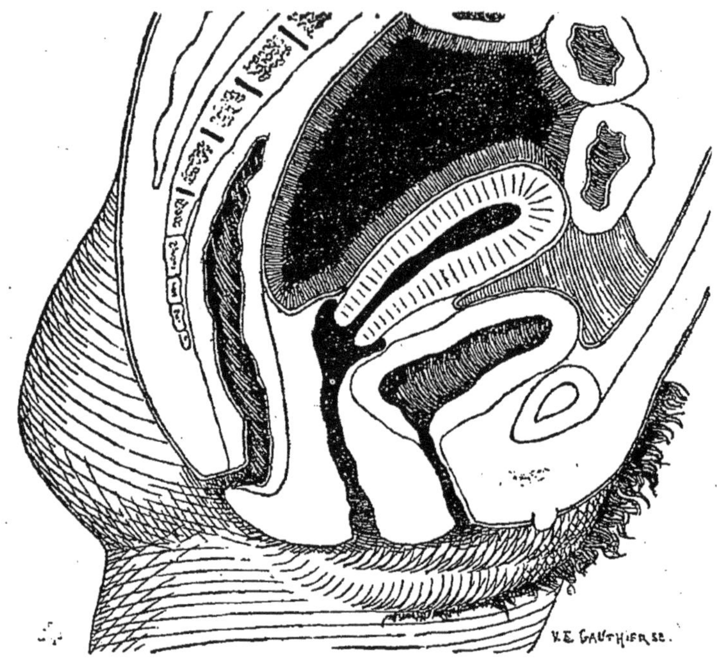

Fig. 59. — Hématocèle rétro-utérine.

Plus tard, selon qu'elle évolue vers la résolution ou vers la suppuration, elle s'efface graduellement ou elle devient fluctuante.

TUMEURS INFLAMMATOIRES. — La *pelvi-péritonite* localisée au cul-de-sac de Douglas est bien difficile à distinguer, *par ses seuls caractères physiques*, de l'hématocèle rétro-utérine ; le diagnostic ne peut guère s'établir que par une observation très précise du mode de début et de la marche des accidents ; encore l'incertitude reste-t-elle parfois très grande.

D'ailleurs, cette pelvi-péritonite rétro-utérine n'est qu'un cas particulier des inflammations pelviennes en général, qui sont considérées actuellement comme se rattachant à l'inflammation des annexes de l'utérus et sur lesquelles nous allons bientôt nous expliquer.

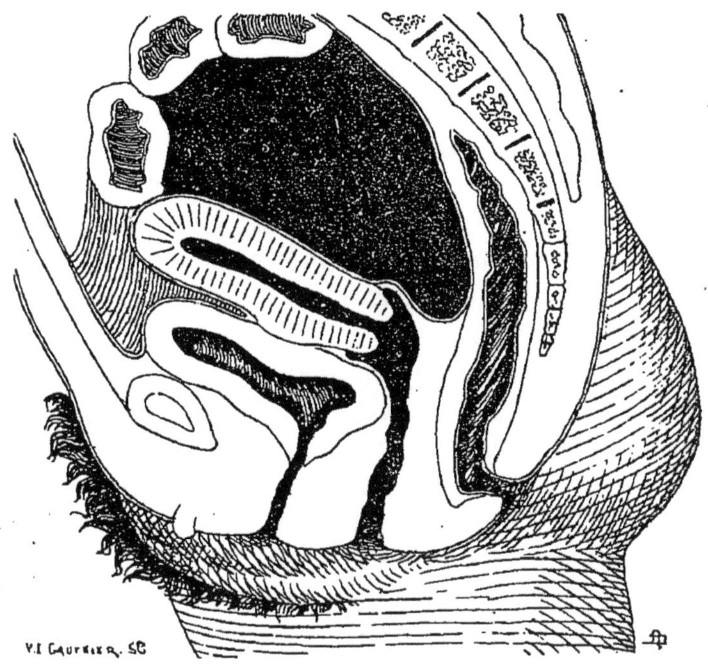

Fig. 60. — Pelvi-péritonite du cul-de-sac de DOUGLAS.

Nous rattachons encore au toucher des culs-de-sacs latéraux l'étude des ovarites suppurées, des pyo-, hémo- et hydro-salpinx, parce que les tumeurs qui résultent de ces lésions, tout en étant souvent accessibles par le cul-de-sac postérieur, ont pour point de départ des organes situés sur les parties latérales de l'utérus.

C. — Culs-de-sacs latéraux.

Rappelons que l'exploration du cul-de-sac latéral *droit* doit être fait avec la main *droite* ; celle du cul-de-sac latéral *gauche*, avec la main gauche.

Le toucher doit s'exercer ici, plus que jamais, sous
la forme de palper bimanuel. En raison de la situation
profönde des organes, de leur mobilité, on ne les explore avec quelque certitude que si une main, appuyée
sur l'abdomen, les fixe et les amène en quelque sorte à
la rencontre du doigt vaginal.

Cette exploration se fait, selon les sujets, avec une
facilité variable. Chez certaines malades, dont la paroi
abdominale est mince et souple, elle donne, sans aucun
effort, les résultats les plus précis ; chez d'autres, elle
est rendue plus ou moins difficile, soit par la contraction des muscles de la paroi, soit par la présence d'une
couche adipeuse épaisse.

Quand le premier de ces obstacles est seul en cause,
on en vient à bout avec de la patience ; il faut amener
la malade à respirer largement, sans se raidir; en même
temps, on fatigue les muscles de la paroi par une pression douce et soutenue, par des frictions méthodiques
constituant une sorte de *massage analgésique*.

Mais, contre l'obstacle mécanique dû à une adiposité
excessive, tous ces moyens restent sans action et il
faut reconnaître que, chez les malades de ce genre,
l'exploration des culs-de-sacs latéraux est bien souvent
de nul secours.

Avant d'entrer dans plus de détails, déblayons brièvement le terrain.

Eliminons d'emblée les *latéro-déviations utérines* et
les *fibrômes des parties latérales de l'utérus*, dont le
diagnostic ne comporte, en cette région, aucune particularité nouvelle ; — les *kystes de l'ovaire au début* et la
grossesse extra-utérine peu avancée, qui ne sont guère
reconnaissables avant leur phase de développement
abdominal ; — enfin certaines *tumeurs rares* des trompes, des ovaires et des ligaments larges, *papillômes*,

fibrômes, *lipômes*, *kystes hydatiques*, etc., qui n'ont pas de caractères assez tranchés pour être reconnus avec quelque certitude avant l'ouverture du ventre.

Hématocèle sous-péritonéale.

Il est une variété d'hématocèle péri-utérine qui se perçoit surtout par l'exploration des parties latérales de l'utérus ; c'est l'*hématocèle sous-péritonéale*, développée dans l'épaisseur de l'un des ligaments larges.

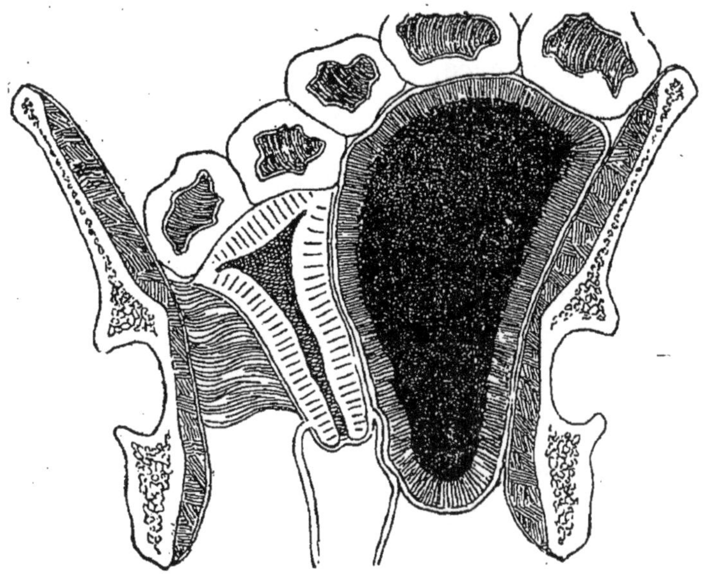

Fig. 61 — Hématocèle sous-péritonéale.

Elle se rapproche de l'hématocèle rétro-utérine classique, laquelle est *intra-péritonéale*, en ce qu'elle offre, dans son évolution, la succession des mêmes caractères physiques. Molle et fluctuante au début, d'une dureté ligneuse par la suite, elle diminue plus tard ou devient fluctuante, selon qu'elle tend à se résoudre ou à suppurer.

Elle s'en distingue en ce qu'elle est primitivement

latérale et en ce qu'elle dévie l'utérus du côté opposé, au lieu de le refouler en avant, comme l'hématocèle rétro-utérine ; si, plus tard, elle devient accessible en arrière, c'est qu'elle aura poussé un prolongement secondaire dans le tissu cellulaire rétro-vaginal. De plus, siégeant en dehors du péritoine, elle ne s'affirme pas, au moment de sa production, par l'ictus péritonitique à grand fracas qui caractérise le début de l'hématocèle rétro-utérine.

Mais ces signes différentiels sont, il faut bien le dire, des signes de début. Si l'on observe la malade à une période plus avancée, si l'on n'est pas guidé par des commémoratifs très précis, comment distinguera-t-on si le point de départ de cette tumeur hémorragique est intra- ou extra-péritonéal, s'il est latéral ou postérieur ?

Pourra-t-on même affirmer qu'il s'agit bien d'une tumeur hémorragique et non d'une tumeur inflammatoire, soit indurée, soit en voie de suppuration ?

A mesure qu'il avance dans l'exploration des régions profondes, le médecin doit se résigner de plus en plus à être modeste.

Tumeurs osseuses.

Il n'est pas jusqu'à certaines *tumeurs des parois osseuses du petit bassin* (enchondrômes, ostéo-sarcômes, etc.) qui ne puissent, à un moment donné, envahir la cavité pelvienne et devenir voisines de l'utérus et accessibles par les culs-de-sacs latéraux au point de susciter de sérieux embarras de diagnostic.

Sur un pareil terrain, toutes les difficultés sont possibles, toutes les surprises sont à prévoir.

Inflammations des annexes.

Il nous reste à examiner la question la plus importante, le diagnostic des *inflammations des annexes de l'utérus* et des *suppurations pelviennes*.

PATHOGÉNIE DE CES ACCIDENTS ; LEUR ÉVOLUTION DE PROCHE EN PROCHE.

Nous sommes ici entre praticiens.

Commençons donc par faire table rase des discussions doctrinales qui ont longtemps divisé les chirurgiens sur la pelvi-péritonite, la péri- et la para-métrite, le phlegmon du ligament large, l'adéno-phlegmon juxta-pubien, l'adéno-lymphite péri-utérine, etc.

Ramenons au contraire la question à son maximum de simplicité, en acceptant la théorie généralement admise aujourd'hui sur la pathogénie et l'enchaînement de proche en proche des lésions inflammatoires de l'appareil utéro-ovarien. Si cette théorie est quelquefois en défaut, elle s'applique du moins à la grande majorité des cas ; elle a surtout l'avantage d'offrir au diagnostic et au traitement une base nette et solide.

Voici comment on peut concevoir l'évolution des accidents :

Au point de départ, infection de la muqueuse utérine par un germe pathogène (puerpéralité, blennorragie, traumatisme accidentel ou opératoire, etc.). De là, endométrite, compliquée ou non de myométrite ; ce processus a été étudié plus haut.

De l'endomètre, l'infection peut gagner la muqueuse de la trompe (*salpingite*) ; — de là, par l'entremise du pavillon, la surface de l'ovaire (*ovarite, ovaro-salpingite*) ; — par contre-coup, le péritoine pelvien qui recouvre l'ovaire et la trompe (*pelvi-péritonite*) ; — enfin, le tissu cellulaire compris entre les deux feuillets du ligament large (*paramétrite, phlegmon du ligament large, phlegmon péri-utérin, phlegmon pelvien, pelvi-cellulite*).

Ainsi se trouve produite l'inflammation des annexes.

Peu importe que l'endométrite continue à évoluer parallèlement, ou que, l'endométrite venant à guérir, l'annexite évolue pour son propre compte ; dès l'instant où celle-ci est constituée, elle domine toute la scène.

Ce qu'il faut bien savoir, c'est que, dans toute inflammation péri-utérine se révélant par une tuméfaction douloureuse au niveau des culs-de-sacs latéraux, on doit considérer la trompe et l'ovaire comme ayant été les premiers envahis, comme constituant le centre, l'épine irritante, autour desquels s'irradie secondairement l'inflammation de l'atmosphère cellulo-péritonéale ambiante.

Il est donc superflu de rechercher séparément une salpingite, une ovarite, une péritonite pelvienne, un phlegmon du ligament large.

La trompe, l'ovaire, le péritoine qui les recouvre, le tissu cellulaire qui les englobe, tous ces organes forment *un bloc* et sont solidaires les uns des autres au point qu'ils ne sauraient, à des degrés divers sans doute, être considérés comme enflammés isolément.

Voilà la question ramenée à ses termes les plus simples, telle que le praticien doit s'attacher à la concevoir.

Leur diagnostic. — Ces généralités étant posées, revenons à l'exploration clinique et recherchons ce que peut nous apprendre, quant aux lésions des annexes, le toucher des culs-de-sacs latéraux.

Procédons, comme toujours, du simple au composé.

Chez certaines femmes très grasses, on ne peut rien sentir de précis ; seul le symptôme *douleur*, bien nettement provoqué par le palper bimanuel sur l'un des côtés de l'utérus, autorise à diagnostiquer la propagation de l'inflammation aux annexes.

Il est une sensation que l'on perçoit assez souvent dans le cas de lacération latérale du col avec nodule cicatriciel (*maladie d'*EMMET); c'est un *empâtement diffus, douloureux,* qui semble se continuer avec le nodule cicatriciel et le prolonger, en quelque sorte, dans l'épaisseur du ligament large.

Comme on constate parfois, en même temps, l'intégrité absolue des trompes et des ovaires, il n'est pas défendu de penser que, dans ce cas particulier au moins, la règle générale de l'infection des annexes par la voie de la muqueuse tubaire se trouve en défaut et qu'il s'agit en réalité d'une lymphangite directement émanée du col, suivant les gros troncs lymphatiques qui se rendent de cet organe au ligament large. Quand on a supprimé la lésion du col, cette induration de voisinage disparait avec une rapidité surprenante.

Un cas simple est encore celui où l'on peut isoler et suivre un *cordon* flexueux, douloureux, partant de l'une des cornes utérines, présentant un volume qui varie de celui d'un tuyau de pipe à celui du doigt.

Ce cordon est vraisemblablement constitué par une trompe atteinte de salpingite catarrhale avec hyperplasie parenchymateuse de sa paroi.

A un degré plus accentué, on trouve une *masse empâtée, irrégulière, douloureuse, non fluctuante, du volume d'une noix à celui d'une orange, accolée plus ou moins intimement à l'utérus ;* — tantôt elle répond aux parties latérales de cet organe, tantôt elle est portée en arrière, vers le cul-de-sac de Douglas ; — dans l'un comme dans l'autre cas, l'exploration de cette masse est utilement complétée par le toucher rectal.

Le diagnostic devient ici beaucoup plus complexe.

D'une manière générale, on considérera cette tumeur comme constituée essentiellement par l'ovaire et la trompe enflammés, englobés par des fausses membranes péritonitiques et réunis aux organes voisins par des adhérences.

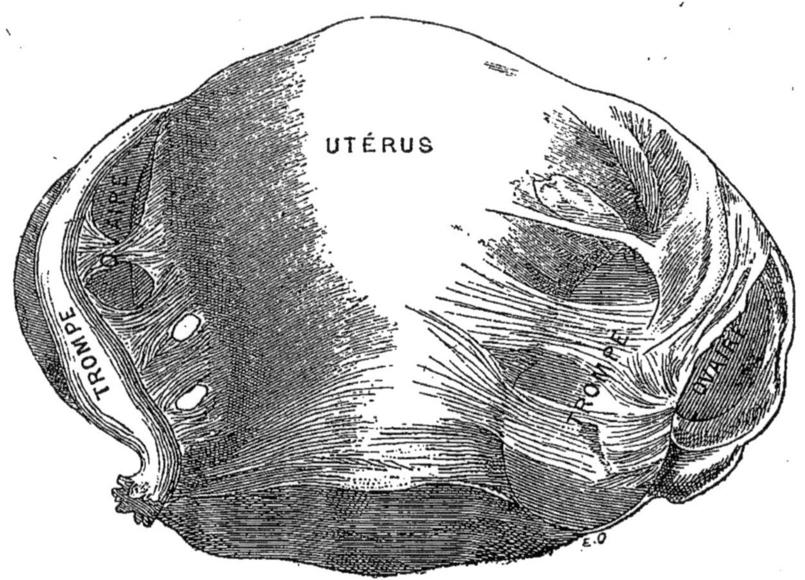

Fig. 62. — Ovaro-salpingite avec adhérences.

Mais bien des points de détail seraient intéressants à connaître :

La tumeur, outre l'ovaire et la trompe, renferme-t-elle d'autres organes importants (épiploon, intestin, etc.) ?

En admettant qu'elle ne renferme que l'ovaire et la trompe, quel est au juste l'état anatomique de ces organes ? Quels sont leurs rapports ? Quelle part respective prennent-ils à la constitution de la tumeur ?

S'agit-il surtout de lésions de la trompe (dilatations kystiques, salpingite parenchymateuse, etc.), l'ovaire étant normal ou atrophié ?

Le processus est-il développé plutôt aux dépens de l'ovaire (sclérose, dégénérescence micro-kystique) ?

Ou bien encore y a-t-il coexistence et développement parallèle de ces deux ordres de lésions ?

Les adhérences périphériques de la tumeur sont-elles lâches ou résistantes ?

La gangue de fausses membranes qui englobe la trompe et l'ovaire est-elle épaisse ?

Est-elle homogène et uniformément solide ?

Comporte-t-elle au contraire de petits kystes adventices, des collections séreuses ou hématiques ?

La tumeur est-elle aseptique ou contient-elle du pus en quelque point, dans la trompe, dans l'ovaire, dans quelque interstice de la gangue néo-membraneuse ?

Toutes ces particularités anatomiques, dont la description est aisée dans un traité de pathologie, sont beaucoup moins faciles à apprécier sur le vivant.

Le praticien doit savoir que, sauf dans quelques cas exceptionnellement favorables, il est téméraire de hasarder autre chose que des hypothèses.

Il peut se dire d'ailleurs, pour se consoler, que, sur ce terrain, les maîtres les plus experts se trompent pour le moins aussi souvent que lui.

Sans doute, il n'est pas défendu de poursuivre, par une exploration méticuleuse, la précision anatomique du diagnostic ; mais c'est à la condition de mettre de côté tout amour-propre, d'être résigné par avance à tous les démentis.

Tous nous avons fait ou vu faire de ces diagnostics subtils ; tous nous avons pu voir ce qu'il en reste, lorsqu'on a les pièces entre les mains, après ouverture du ventre. La pratique des laparotomies est une bonne école d'humilité chirurgicale.

Dans ces cas de tuméfaction douloureuse des annexes, sans caractères physiques bien nets, le plus sage sera souvent de s'en tenir à des termes vagues, de dire simplement : *ovaro-salpingite ;* — ou, avec Pozzi, *péri-métro-salpingite ;* — ou, plus modestement encore, *annexite.*

Ce diagnostic simplifié pourra sembler bien terre à terre aux virtuoses du massage, habiles à lire dans un abdomen fermé ; mais peu de laparotomistes me démentiront.

Collections liquides.— Le diagnostic prend un plus haut degré de précision, lorsque, au lieu d'une tuméfaction vague, on observe une tumeur *limitable, assez volumineuse,* et surtout *fluctuante.*

Il faut d'abord rechercher si cette tumeur est notablement *douloureuse.*

L'existence de ce caractère élimine, jusqu'à un certain point, les *kystes ovariques au début,* les *hydro-* et *hémo-salpinx.* Je dis *jusqu'à un certain point,* car les *hydro-* ou *hémo-salpinx,* pour être ordinairement moins douloureux que les *pyo-salpinx,* n'en sont pas moins susceptibles de provoquer des phénomènes névralgiques graves.

Le caractère douleur, appliqué au diagnostic différentiel des collections liquides salpingiennes, est donc tout à fait relatif.

On se guidera plutôt sur la marche des accidents : — l'*hydro-salpinx* reste stationnaire, en dépit de tous les traitements ; — l'*hémo-salpinx* diminue graduellement par le repos et par un traitement bien dirigé ; — le *pyo-salpinx* s'aggrave sans cesse et provoque des poussées de péritonite de plus en plus graves.

Ces restrictions posées, il est vraisemblable pourtant qu'une tumeur douloureuse, fluctuante, d'allures manifestement inflammatoires, est une *collection purulente.*

Mais s'agit-il d'un *abcès de l'ovaire,* — d'un *pyo-salpinx,* — d'un *abcès péritonéal enkysté,* développé dans le péritoine qui avoisine les annexes ?

La question est généralement difficile à résoudre.

L'élément d'appréciation le plus sérieux est emprunté à la marche des accidents ; la dilatation de l'ovaire ou de la trompe exige un temps assez long pour se produire; si donc une collection purulente volumineuse s'est développée en quelques semaines, on pensera plutôt à un *abcès péritonéal.*

Nous venons de parler de la *fluctuation.*

Il ne faut pas croire que ce symptôme soit toujours facile à percevoir, même avec des foyers purulents très volumineux ; il est de règle, en effet, que ces foyers s'entourent de bonne heure d'une couche de fausses membranes qui en dissimulent la consistance fluctuante et il faut bien savoir qu'une collection de pus se dissimule parfois sous une surface *uniformément indurée.*

Nous avons fait allusion plus haut à la sensation classique du *plastron abdominal,* compagne habituelle du phlegmon péri-utérin. Cette sensation offre parfois un tel caractère de dureté qu'elle a pu en imposer à des cliniciens expérimentés pour une tumeur solide, pour un fibrôme, par exemple. La douleur, la rapidité du développement sont les principaux signes diagnostiques ; la ponction exploratrice est parfois l'ultime ressource.

PHLEGMONS PELVIENS. — Du côté du vagin, l'induration peut se montrer sous diverses formes.

Tantôt elle affecte assez nettement la forme d'une virgule, dont la pointe répond au bord de l'utérus, dont la partie renflée se porte en dehors et en arrière, auquel cas on admet qu'il y a surtout *ovaro-salpingite* avec inflammation du péritoine ambiant.

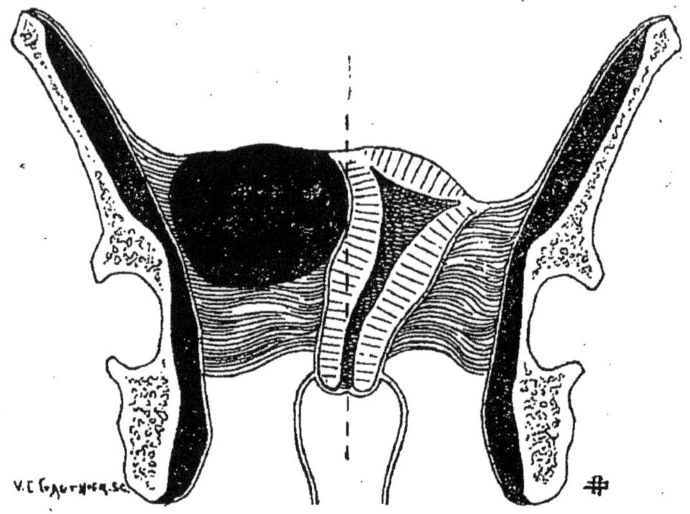

Fig. 63. — Phlegmon du sommet du ligament large (ovaro-salpingite).

D'autres fois la tumeur part franchement du bord de l'utérus, assez large d'emblée, se dirigeant directement

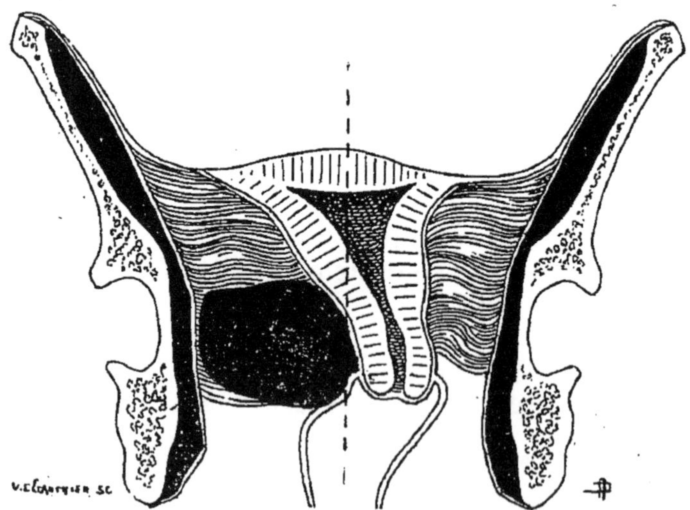

Fig. 64. — Phlegmon de la base du ligament large.

en dehors ; on considère alors qu'il s'agit plutôt d'un *phlegmon de la base du ligament large.*

Ces distinctions sont un peu subtiles ; ce que le doigt rencontre le plus souvent, c'est un exsudat uniformément dur, remplissant la cavité pelvienne à la façon d'une coulée de plâtre ; les organes de cette région ne sont plus isolables ; ils sont immobilisés, soudés entre eux et comprimés au point que, suivant l'expression de BRANDT, « *la défécation semble extraordinaire* » ; de fait, cette fonction ne s'accomplit qu'au prix de vives douleurs ; souvent elle est presque impossible; il en est de même de la miction qui exige fréquemment l'emploi de la sonde.

Il ne faut pas préjuger, d'après un examen isolé, de l'avenir de ces exsudats pelviens inflammatoires.

Même autour d'un foyer ovarique ou salpingien de nature purulente, il peut se faire des poussées cellulo-péritonitiques qui gardent le caractère plastique.

C'est alors que, les symptômes aigus du début s'étant amendés, le phlegmon peut persister, à l'état d'induration, pendant plusieurs semaines, plusieurs mois; durant cette période, le médecin non prévenu qui toucherait pour la première fois la malade, sans avoir asisté au début des accidents, croirait facilement à toute affection non inflammatoire, telle qu'un cancer ; puis, un beau jour, on est surpris de voir cette induration ligneuse se résoudre avec une rapidité extrême, soit d'elle-même, soit à l'aide de simples moyens médicaux.

SUPPURATIONS PELVIENNES. — Il n'en est pas toujours ainsi. Ces exsudats pelviens, aigus ou chroniques, peuvent évoluer vers la *suppuration.*

La fièvre, la persistance des douleurs, l'aggravation progressive de l'état général témoignent de cette évolution ; à un moment donné, le doigt parvient à sentir un ou plusieurs points ramollis, œdématiés, fluctuants, soit dans les culs-de-sacs vaginaux, soit dans le rectum, soit, plus rarement, vers la paroi abdominale.

Il est exceptionnel de voir un abcès de la trompe s'évacuer dans la cavité utérine par l'*ostium uterinum*; cette évacuation peut s'observer pourtant ; on la voit même parfois se produire d'une façon intermittente et affecter les allures de véritables *vomiques salpingiennes*.

L'irruption du pus dans le péritoine est possible ; elle constitue un accident sur la gravité duquel il est superflu d'insister.

Le plus souvent, ces collections pelviennes purulentes s'évacuent par le vagin, par le rectum ou par la vessie.

Fistules. — Il est malheureusement rare que ces évacuations spontanées dans des cavités naturelles soient le signal d'une guérison durable.

Il est de règle que l'écoulement du pus s'éternise par une *fistule*.

Ces fistules peuvent être multiples ; c'est dans ces cas que le doigt, promené autour du col, devine, plutôt qu'il ne les constate, ces suppurations complexes du petit bassin, mélanges de parties dures et de poches vaguement fluctuantes, véritables *nids d'abcès* ou *éponges purulentes*, qui sont le terme ultime et l'expression la plus grave des inflammations pelviennes et qui ne sont plus justiciables que d'une intervention utile, la *castration utérine* de Péan.

Toucher rectal, toucher vésical.

Toucher rectal.

Le toucher rectal est, dans bien des cas, le complément utile du toucher vaginal.

Il peut même le suppléer dans certaines circonstances où ce dernier est impraticable (vaginisme, oblitération vaginale ou vulvaire, hymen trop étroit).

En dehors de ces cas exceptionnels, il constitue un précieux moyen d'investigation, lorsqu'il s'agit d'explorer la cloison recto-vaginale, la face postérieure de l'utérus, de préciser le diagnostic entre une tumeur et une rétrodéviation, enfin d'apprécier certaines tumeurs annexielles.

On ne doit donc pas hésiter à le réclamer, quelle que soit la répugnance qu'il inspire aux malades, chaque fois qu'il semble devoir être utile.

Les débutants doivent être prévenus d'une cause d'erreur qui consiste à prendre pour une tumeur la saillie normale du col utérin dans le rectum.

Le toucher rectal peut être pratiqué isolément ; d'autres fois il y a avantage à le pratiquer concurremment avec le toucher vaginal, soit avec l'index et le médius, soit avec le pouce et l'index juxtaposés.

N'insistons pas sur l'exploration du rectum par la *main* introduite tout entière, suivant la méthode de SIMON (de Heidelberg). Cette manœuvre, qui exige l'emploi du chloroforme, expose à des accidents trop sérieux pour être d'un usage courant.

Toucher vésical.

Il n'est pas très difficile à pratiquer, si l'on a soin de dilater préalablement l'urèthre avec quelques bougies de HÉGAR ; mais il ne donne que des renseignements assez restreints ; c'est donc un procédé d'une application rare.

CHAPITRE V

EXAMEN DU VAGIN
ET DES ORGANES GÉNITAUX INTERNES

(Suite)

L'HYSTÉROMÉTRIE

SOMMAIRE :

1° SA TECHNIQUE.
Hystérométrie sans spéculum. — Choix d'un hystéromètre. — Précautions antiseptiques. — Introduction de l'hystéromètre.

2° SON UTILITÉ DIAGNOSTIQUE.
Indications restreintes à certains cas bien définis. — Métrite parenchymateuse. — Oblitération et atrésie de la cavité utérine ; — fixation de l'utérus ; — hystérométrie à l'aide d'une bougie flexible. — Tumeurs utérines faisant saillie dans le vagin. — Déviations utérines. — Tumeurs de la cavité utérine.

CATHÉTÉRISME VÉSICAL.

Lorsque ce mode d'exploration est jugé nécessaire, il faut le pratiquer immédiatement après le toucher et non pas, comme le font bien des médecins, après avoir introduit le spéculum.

1° Sa technique.

Hystérométrie sans spéculum.

Pour peu que l'utérus soit dévié en avant ou en arrière, le spéculum empêche le manche de l'hystéromètre d'être abaissé vers le périnée ou relevé vers le pubis à un degré suffisant pour assurer la pénétration de l'instrument jusqu'au fond de la cavité utérine ; je suis convaincu que l'hystérométrie, pratiquée à travers le spéculum, est rarement effective et que le bec de l'hystéromètre s'arrête le plus souvent au niveau de l'orifice interne du col.

Pour ces raisons, c'est à l'*hystérométrie pratiquée sans spéculum* que je donne la préférence.

Choix d'un hystéromètre.

Tous les hystéromètres compliqués, qui reproduisent plus ou moins ingénieusement la forme ou la courbure de la cavité utérine, me semblent devoir être écartés, au nom de l'antisepsie.

Je m'en tiens à l'hystéromètre rigide et aux modèles les plus simples, tels que l'instrument classique de VALLEIX, *(voir p. 57)*.

J'ai soin de supprimer tout curseur métallique, rien n'étant plus facile que de limiter avec l'ongle la portion de l'instrument qui a pénétré dans l'utérus et le curseur compliquant sans profit le nettoyage de l'instrument.

Précautions antiseptiques.

L'irrigation antiseptique du vagin est le prélude obligé de l'introduction de l'hystéromètre.

Ce dernier, cela va sans dire, doit être, de son côté, rigoureusement aseptique. Je le saisis dans le bain antiseptique (eau bouillie naphtolée) où sont plongés mes instruments ; je le flambe à l'alcool et je l'immerge dans l'éther iodoformé ; puis je procède à son introduction.

Introduction de l'hystéromètre.

Point n'est besoin d'avoir sous les yeux l'orifice externe du col pour conduire à coup sûr l'hystéromètre dans l'utérus : l'index et le médius de la main droite, juxtaposés, introduits dans le vagin jusqu'au contact de la lèvre postérieure, constituent un guide très suffisant. J'ajoute que le contact de ces deux doigts avec le col permet de mobiliser, de redresser l'utérus, de le mieux adapter à la pénétration de l'instrument.

Ce dernier, conduit par la main gauche, doit être introduit avec une extrême douceur ; il doit être soutenu plutôt que poussé ; il faut qu'il pénètre, en quelque sorte, par son propre poids, tout comme la sonde dans le cathétérisme uréthral.

Si l'on rencontre un obstacle, on ne doit jamais déployer de force.

On variera la direction du bec de l'instrument, soit en abaissant le manche du côté du périnée, si l'utérus paraît être dévié en avant, soit, s'il semble dévié en arrière, en tournant en arrière la concavité de l'hystéromètre, par un mouvement de pivot ayant le bec pour centre, et en relevant le manche vers le pubis ; des tentatives du même genre seront exécutées dans le sens latéral.

Si, malgré ces manœuvres, l'hystéromètre ne passe pas, on devra supposer une atrésie, absolue ou relative, de l'un des points du canal utérin, ou bien un coude pathologique de l'organe ; c'est alors qu'il y a lieu de recourir à l'un des artifices que nous décrirons tout à l'heure.

Même dans un utérus normal, l'hystéromètre subit parfois, à la hauteur de l'orifice interne, un temps d'arrêt. Puis, sans effort brutal, par une simple pression soutenue, cette résistance se trouve franchie tout d'un coup et l'instrument parcourt librement la cavité utérine ; la main directrice a d'ailleurs conscience de n'avoir pas fait fausse route, de s'être maintenue dans l'axe normal ; c'est affaire de tact et d'habitude.

Le contact du bec de l'hystéromètre avec le fond de l'utérus est quelquefois indolore ; d'autres fois il est signalé par une douleur *sui generis*, tant soit peu nauséeuse ou même syncopale. Mais cette sensation se dissipe vite et ne comporte aucun danger. Au prix de deux conditions essentielles, une antisepsie rigoureuse et une extrême douceur dans les manœuvres, on peut pratiquer hardiment, toutes les fois qu'on la juge nécessaire, l'exploration par l'hystéromètre, si redoutée des chirurgiens d'autrefois.

Un principe capital, je le répète, est de ne jamais déployer de force contre un obstacle, de se méfier des échappées dangereuses. Dans le cancer, dans certaines métrites même, la paroi utérine est ramollie et se laisse perforer avec une facilité imprévue. Sans doute, la perforation aseptique de l'utérus n'a généralement pas de suites ; mais, si parfaite que soit l'asepsie instrumentale, vulvaire et vaginale, on n'est jamais certain que l'instrument n'aura pas recueilli, dans la cavité utérine même, des germes septiques dont l'inoculation au péritoine serait dangereuse.

2° Son utilité diagnostique.

Pour inoffensive que soit l'introduction de l'hystéromètre, elle est loin de faire obligatoirement partie intégrante de l'examen gynécologique usuel. J'estime, au contraire, qu'on doit la réserver strictement aux cas dont le diagnostic semble devoir en retirer un bénéfice manifeste.

D'abord, au risque de me répéter, tant est grande l'importance de cette précaution, je rappelle une fois de plus qu'on ne doit user de l'hystéromètre que lorsqu'on est *plus que certain* de l'absence d'une grossesse.

On ne doit pas non plus y recourir d'une façon banale chez toute femme qui présente simplement des symptômes d'endométrite, cervicale ou corporéale.

Les chirurgiens qui prétendent apprécier par l'hystéromètre les végétations de l'endométrite, voire même l'existence de petits polypes muqueux, sont doués assurément d'une finesse de doigté qui n'est pas à la portée du commun des praticiens.

Métrites.

Toutefois, lorsque, concurremment aux accidents d'endométrite, le palper bimanuel révèle une hypertrophie notable de l'utérus, il peut être important de préciser par l'hystéromètre la profondeur de la cavité utérine, — soit pour apprécier la longueur des tiges de laminaire qu'on doit introduire, si l'on veut faire la dilatation, — soit pour connaître la distance à laquelle on doit pousser la curette, si l'on doit procéder à un curetage.

Oblitération et atrésie de la cavité utérine.

Parmi les cas qui commandent rigoureusement l'hystérométrie, viennent en première ligne ceux où l'on est conduit, par la stérilité de la femme ou par des accidents dysménorrhéiques, à soupçonner une sténose ou une oblitération de la cavité utérine.

S'il y a *oblitération complète*, congénitale ou acquise (cicatrices obstétricales du col, cautérisations intempestives de l'endomètre, etc.), accompagnée ou non de physométrie, d'hydrométrie, d'hématométrie, l'hystéromètre est le moyen de diagnostic par excellence.

D'autres fois, il y a simplement *atrésie relative* de l'un ou de l'autre des orifices du col. Cette lésion est souvent congénitale; elle a son siège d'élection au niveau de l'orifice interne; elle s'accompagne fréquemment d'une flexion utérine au même niveau; elle se révèle, soit par des douleurs à chaque époque menstruelle, soit par une stérilité que rien n'explique.

En pareil cas, l'introduction de l'hystéromètre métallique rigide peut être impossible, en dépit de tous les tâtonnements, de tous les changements de direction.

C'est alors qu'on doit employer certains artifices.

On arrive souvent à franchir l'orifice interne après avoir fixé l'utérus avec une pince tire-balles; cette manœuvre redresse, dans une certaine mesure, la déviation utérine et empêche le bec de l'hystéromètre de buter, au niveau de l'angle de courbure, contre l'une ou l'autre des parois.

Quand ce procédé a échoué, il ne faut pas se hâter de conclure à l'imperméabilité de la cavité utérine avant d'avoir tenté la manœuvre suivante.

Le vagin étant distendu par une valve périnéale, le col étant saisi et abaissé par une pince fixatrice, on introduit dans le col une bougie filiforme, en gomme. Cette bougie, étant flexible, s'adapte aux sinuosités de l'utérus et parvient à franchir des coudes contre lesquels l'hystéromètre rigide avait buté ; elle doit être poussée de proche en proche, par une pince à pansement qui la saisit toujours très près du col ; on évite ainsi qu'elle se replie sur elle-même au moindre obstacle, comme cela arriverait si on la saisissait de trop loin.

J'ai pu, en procédant de la sorte, cathétériser à fond des utérus dont le col avait seul été exploré et dilaté jusque là et leur reconnaître une profondeur qui n'avait pas été soupçonnée.

Ce premier résultat obtenu, on remplace, séance tenante, la bougie en gomme par une laminaire de même calibre, rendue malléable par son séjour dans l'éther iodoformé et, au besoin, par une immersion de quelques minutes dans une solution tiède de sublimé. Au bout de 24 heures, cette laminaire est remplacée, de la même façon, par une laminaire un peu plus forte. Les premières séances sont laborieuses ; puis il vient un moment où l'angle de courbure s'élargit et s'efface, sous l'influence de cette dilatation, et l'on constate un beau jour que cet angle est franchi sans peine par l'hystéromètre rigide.

Dès lors, on a partie gagnée ; l'utérus, rendu perméable, se prête vite à un redressement relatif et à une dilatation complète.

Tumeurs utérines faisant saillie dans le vagin.

Lorsqu'une tumeur utérine fait saillie dans le vagin, l'hystéromètre aide puissamment à déterminer s'il s'agit : — d'un *prolapsus utérin* (orifice perméable), ou d'une *inversion utérine complète* (pas d'orifice) ; — d'une *inversion utérine* (arrêt de l'hystéromètre dans une rigole circulaire peu profonde), ou d'un *polype fibreux accouché* (pénétration dans une cavité utérine agrandie) ; — enfin d'un *prolapsus utérin vrai* (cavité utérine normale), ou d'un *allongement hypertrophique du col* (cavité d'une profondeur excessive).

Déviations utérines.

Nous avons vu les hésitations que peut éprouver le chirurgien, lorsqu'il est appelé à se prononcer entre une déviation du corps de l'utérus et une tumeur, fibreuse ou inflammatoire, accolée à l'une des faces de cet organe.

L'hystéromètre est alors d'un réel secours, en ce qu'il révèle la situation exacte du corps de l'utérus.

C'est encore à lui qu'on doit faire appel pour décider si telle utéro-déviation est ou n'est pas réductible ; — et aussi pour préciser les connexions de l'utérus avec telle tumeur abdominale, fibrôme sous-péritonéal pédiculé, kyste ovarique, kyste parovarien, etc.

Pour cette exploration, on emploiera de préférence un hystéromètre de calibre un peu fort, comme celui d'AUVARD, lequel, mieux que l'hystéromètre ordinaire, permet d'imprimer des mouvements à l'utérus, sans exposer à une perforation de la paroi.

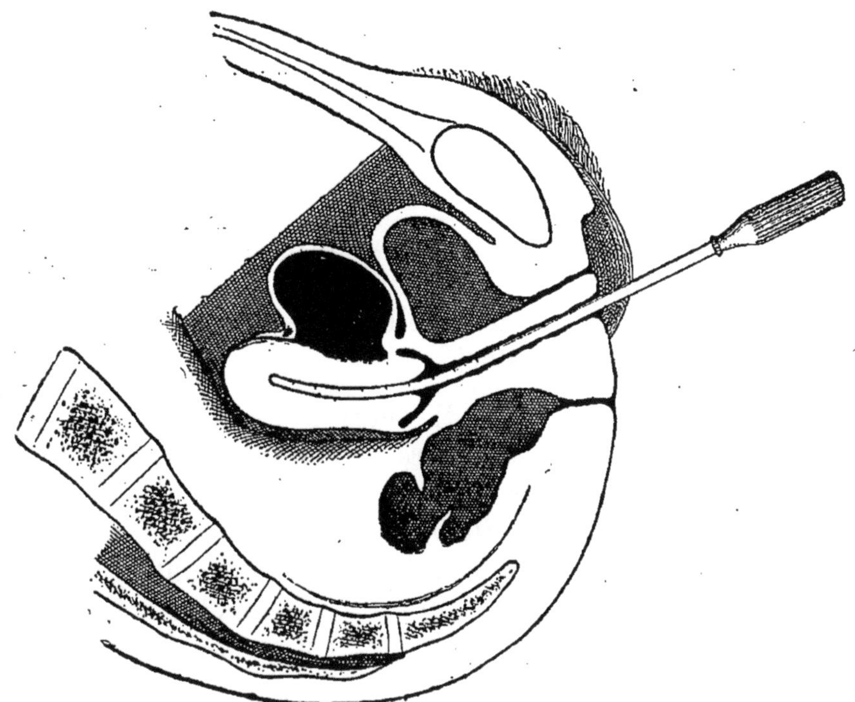

Fig. 65. — Diagnostic, par l'hystéromètre, d'un fibrôme simulant une antéversion.

L'hystéromètre devient, en pareil cas, non seulement un instrument d'exploration, mais un agent de redressement.

Tumeurs de la cavité utérine.

L'hystéromètre trouve enfin son emploi dans le diagnostic de quelques tumeurs de la cavité utérine.

Les *fibrômes interstitiels*, parvenus à un certain volume, déterminent un allongement de cette cavité dont l'étendue, généralement proportionnelle au volume de la tumeur, est précisée par l'hystéromètre.

Si le fibrôme fait une saillie notable dans la cavité utérine, il la déforme, la dévie, la rend irrégulière et sinueuse au point que le passage d'un hystéromètre rigide est fréquement intercepté. On doit alors recourir à l'hystérométrie par les bougies souples ; et encore les déformations sont parfois si capricieuses, les points d'atrésie tellement serrés qu'on ne réussit pas à pénétrer juqu'au fond.

L'hystéromètre est rarement utile pour apprécier les *polypes muqueux intra-utérins*, même d'un assez gros volume ; la consistance molle et flasque de ces tumeurs les dérobe à son contact.

Sans lui, par contre, il serait à peu près impossible de faire le diagnostic entre l'*inversion intra-utérine du fond de l'utérus* (inversion en cul de bouteille) et un *fibrôme intra-cavitaire pédiculé*.

Il donne, en pareil cas, des renseignements précieux.

S'agit-il d'une inversion intra-utérine, l'hystéromètre, promené autour de la tumeur, est arrêté de toute part à une faible distance.

S'agit-il d'un fibrôme implanté latéralement, l'hystéromètre s'enfonce jusqu'au fond de la cavité utérine, dans presque tous les points de la périphérie de la tumeur ; mais, s'il cherche à contourner circulairement cette dernière, il est arrêté, à un moment donné, par le pédicule dont il peut apprécier ainsi l'épaisseur et le point d'implantation.

Enfin, si, dans une cavité utérine agrandie, l'hystéromètre se promène librement sur tout le pourtour de la tumeur, on peut en déduire que celle-ci est un polype fibreux qui s'insère sur le fond même de la cavité utérine. Pour confirmer cette donnée, on saisit la tumeur à l'aide d'une pince de Museux ; on lui imprime un mouvement de rotation autour de son axe ;

si ce mouvement de torsion s'exécute aisément, sans se communiquer à l'utérus, ce signe sera en faveur d'un pédicule central et, en même temps, peu volumineux.

Cathétérisme vésical.

Rattachons à l'hystérométrie un mode d'exploration qui n'est pas assez important, en gynécologie du moins, pour mériter un chapitre à part : je veux parler du *cathétérisme vésical*.

Combiné au toucher vaginal, au toucher rectal, à la palpation hypogastrique, il peut fournir d'utiles renseignements quant à la situation de l'utérus, dans l'absence congénitale, dans le prolapsus, dans les déviations de cet organe ; — quant aux connexions de la vessie avec les organes voisins, au moment d'une opération : — quant à la part que prend la vessie à tel prolapsus utéro-vaginal.

Enfin il est indispensable pour préciser le diagnostic anatomique des fistules vésico-vaginales et vésico-utérines.

CHAPITRE VI

EXAMEN DU VAGIN
ET DES ORGANES GÉNITAUX INTERNES

(Suite et fin)

LE SPÉCULUM

Sommaire :

1° Technique de son application.
Divers types de spéculums. — Introduction de l'instrument.

2° Son utilité diagnostique.

A. — *Spéculum appliqué au vagin.* — Ulcérations, plaies, fistules vésico et recto-vaginales.

B. — *Spéculum appliqué au col.* — Tumeurs: — Sécrétions patho-logiques. — Ulcérations : — *a*, pseudo-ulcération, muqueuse cervicale ectropionnée ; — *b*, ulcérations vraies, herpès, chancre mou, syphilis, cancer.

C. — *Spéculum appliqué à la cavité utérine ; endoscopie intra-utérine.*

L'application du spéculum doit venir en dernier lieu dans l'examen gynécologique ; d'abord, parce que l'on profite ainsi de ce que le spéculum est en place pour appliquer du même coup le pansement antiseptique qui doit clore, en principe, tout examen des organes géni-taux internes ; — ensuite parce que ce mode d'explora-tion est, à mon sens, le moins important de tous.

Le spéculum est, avant tout, l'auxiliaire indispensa-ble de tout pansement, de toute application de topiques dans la cavité utérine ou sur le col.

Mais, comme moyen de diagnostic, il n'a qu'un rôle

secondaire ; rarement il révèle quelque lésion qui n'ait été reconnue ou soupçonnée par un toucher attentif ; il ne fait guère que contrôler les données précédemment acquises et que leur conférer un plus haut degré de précision.

Il n'en est pas moins vrai qu'il incarne, aux yeux du public, la partie essentielle de l'exploration génitale et que bien des malades ne se croiront pas examinées sérieusement si l'on n'a pas fait usage du spéculum.

C'est un point de pratique qu'il n'est pas inutile de connaître.

1º Technique de son application.

Choix d'un spéculum.

Le nombre des spéculums, comme celui des forceps, est infini.

En pratique, on peut réduire toutes ces variétés aux trois types suivants :

Les *valves isolées* (spéculum de SIMS, valves périnéales, écarteurs latéraux du vagin).

Rien ne vaut ces valves isolées pour bien étaler les parois vaginales, pour découvrir complètement le col de l'utérus, pour manœuvrer commodément dans ces régions. Mais elles comportent l'intervention d'un ou de plusieurs aides ; elles ne sauraient donc être d'un emploi courant dans l'examen gynécologique et elles doivent être réservées pour les opérations proprement dites.

Les *spéculums pleins, cylindriques*, dont le type le plus répandu est le *spéculum de* FERGUSSON.

Ce spéculum est parfait, quand il s'agit seulement de porter des topiques sur le col, à travers un vagin dont la topographie est déjà connue ; il a même cet avantage que, son introduction étant relativement facile, on peut en enseigner l'emploi à une personne de l'entourage de la malade, en vue de renouveler quotidiennement un pansement simple. Comme instrument d'exploration, il est inférieur aux spéculums à valves multiples.

Les *spéculums articulés, à valves multiples.*

Ce sont les plus usités dans la pratique ; les modèles de Ricord et de Cusco sont très répandus.

Celui auquel je donne, sans hésiter, la préférence, que je déclare incomparablement supérieur à tous les autres, est le *spéculum à écartement parallèle*, construit par Collin *(voir page 55)* ; tout médecin qui l'aura employé une seule fois ne conservera pas le moindre doute à cet égard.

Ce spéculum écarte largement les parois vaginales ; il offre un large jour à l'exploration et un jeu facile aux instruments ; il tient automatiquement en place ; il réalise donc, dans une certaine mesure, l'action des valves isolées, tout en permettant au médecin de se passer d'aides, non seulement pour l'inspection du col, mais pour certaines interventions faciles (placement de tiges de laminaire, curetages, etc.) ; en outre, par la simplicité de sa construction, il se prête aisément à un nettoyage aseptique. Il constitue, de tous points, le spéculum idéal.

Introduction du spéculum.

Pour introduire le spéculum, il est bon de lui ouvrir la voie, en écartant les lèvres et en déprimant la fourchette, à l'aide de l'index et du médius de la main gauche enduits de vaseline et poussés profondément dans le vagin. On évite de la sorte que les parois vaginales soient refoulées, sous forme de bourrelets, par le bec du spéculum et on amène du premier coup l'instrument jusque sur le col.

Le col est plus ou moins facile à *charger*.

Les données préalables qu'aura fournies le toucher sur la direction de cet organe seront d'un utile secours.

En cas de rétroversion utérine, c'est le long de la paroi vaginale antérieure qu'on doit cheminer.

A l'état normal, on dirigera le spéculum plutôt un peu en arrière ; c'est presque toujours la face antérieure de l'utérus que découvre l'explorateur novice, enclin à se porter trop en avant.

A plus forte raison, on doit accentuer la direction du spéculum en arrière, en cas d'antéversion de l'utérus. Il peut même arriver qu'en dépit de cette précaution on n'amène que la lèvre antérieure du col dans le champ de l'instrument ; pour y attirer le museau de tanche tout entier, il faut soulever la lèvre antérieure au moyen d'un ténaculum ou d'une pince utérine garnie d'ouate et, au besoin, seconder cette manœuvre en refoulant le fond de l'utérus en arrière par la pression de la main sur la région hypogastrique.

2° Son utilité diagnostique.

Les renseignements que peut fournir le spéculum sont relatifs successivement :

a. — Au VAGIN.

b. — Au COL DE L'UTÉRUS.

c. — A la CAVITÉ UTÉRINE.

A. — Spéculum appliqué au vagin.

A mesure que la paroi vaginale se déplisse et s'étale au-devant du spéculum, on doit en inspecter attentivement la surface.

On peut en apprécier ainsi la *couleur* (vaginite aiguë, congestion gravidique, varicosités) ; — les *sécrétions* (hémorragies, catarrhe) ; — les *inégalités* (vaginite granuleuse) ; — les *tumeurs* (kystes, thrombus, etc.) enfin et surtout les *ulcérations*.

Ces dernières, trop superficielles parfois pour avoir été perçues par le toucher, sont de nature variable.

Presque toujours, elles sont *d'origine traumatique*, corps étrangers, pessaires, topiques caustiques appliqués sur le col, liquides irritants (sublimé, acide phénique, etc.) restés dans le vagin après une injection, pression prolongée d'une tige de laminaire intra-utérine sur la paroi postérieure du vagin, etc.

Les *chancres*, mous ou indurés, de la paroi vaginale sont assez rares.

Le *cancer* donne lieu à des ulcérations qui sont entourées d'une zone d'induration trop caractéristique pour n'avoir pas été reconnue par le toucher.

Il y a enfin des *plaies proprement dites* (déchirure d'un cul-de-sac, rupture d'une varice ou d'un thrombus, etc.) Il est bon de savoir que ces plaies occasionnent parfois des hémorragies d'une extrême abondance. En présence d'une femme atteinte d'hémorragie profuse de cause génitale interne, on est tenté naturellement de mettre l'utérus en cause ; c'est le spéculum seul qui permet de reconnaître le point de départ exact de l'hémorragie et qui empêche le médecin de s'égarer dans une thérapeutique irrationnelle. Ces hémorragies graves peuvent être produites par le simple traumatisme conjugal ; j'en ai eu récemment un exemple très net.

Fistules vésico-vaginales. — L'emploi du spéculum est indispensable pour le diagnostic de certaines fistules vésico-vaginales dont l'orifice, trop étroit, ou situé trop près du col utérin, ou caché derrière une bride cicatricielle, n'est pas appréciable au toucher.

Il faut, de toute nécessité, *voir* la fistule ; — d'abord pour être certain qu'elle existe, car l'écoulement involontaire et continu de l'urine peut fort bien être dû à une paralysie du sphincter vésical ; — ensuite pour en déterminer le siège et la conformation anatomique, en vue de l'intervention opératoire.

Pour cet examen spécial, on doit se servir d'une valve isolée (spéculum de Sims ou de Bozeman) avec laquelle on déprime fortement la paroi postérieure du vagin. La position habituelle de l'examen au spéculum, en décubitus dorso-sacré, est suffisante la plupart du temps ; le décubitus latéral gauche, recommandé par Sims, peut toutefois être utilisé dans certaines explorations laborieuses.

La paroi antérieure du vagin étant bien mise à découvert, l'orifice de la fistule devient généralement visible. Quelquefois cependant on constate un suintement d'urine, sans pouvoir découvrir le point précis qui livre passage à ce liquide. Cela arrive surtout quand la fistule siège très près du col utérin et quand la muqueuse est très déformée par des brides cicatricielles. On cherche alors à étaler cette muqueuse en la déprimant à l'aide d'un hystéromètre introduit dans la vessie. Si cette manœuvre ne suffit pas, on a recours à l'injection dans la vessie d'un liquide coloré (lait, solution d'indigo, etc.)

Par ces recherches, on peut prévoir d'avance la forme et les dimensions qu'on devra donner à l'avivement, les difficultés plus ou moins grandes qu'offriront l'avivement et la suture.

Des manœuvres analogues sont applicables au diagnostic des *fistules recto-vaginales*.

B. — Spéculum appliqué au col.

Tumeurs. — En ce qui concerne les tumeurs du col proprement dites *(fibrômes labiaux* ou *cancers)* ; — les *tumeurs intra-utérines* qui font saillie entre les lèvres du museau de tanche ; — les *lacérations commissurales* ou *les lésions scléro-kystiques* liées à la métrite chronique du col ; — le spéculum ajoute peu de chose aux renseignements que le toucher a pu fournir.

Sécrétions pathologiques. — Par contre, il permet d'examiner, avant leur mélange avec les sécrétions vaginales, les secrétions pathologiques de l'endomètre. C'est quand le col est mis à découvert par le spéculum, quand il a été soigneusement abstergé à l'aide d'un tampon d'ouate, qu'on peut le mieux apprécier l'adhérence et la viscosité toutes spéciales qui constituent les caractères du catarrhe chronique du col. Dans certains cas douteux d'endométrite catarrhale, il suffit de diriger pendant quelques instants un jet d'eau chaude sur le col pour faire apparaître la sécrétion caractéristique (signe décrit par Grynfelt).

Ulcérations. — Le spéculum est surtout utile pour l'examen des *lésions ulcératives* du col, qu'il s'agisse d'*ulcérations proprement dites* ou de *pseudo-ulcérations*.

C'est ici qu'apparaît le principal avantage des spéculums bivalves sur les spéculums cylindriques. Il suffit, en effet, d'appuyer fortement le bec des valves dans les culs-de-sacs pour obtenir, par l'intermédiaire des insertions du vagin sur le col, un écartement des lèvres qui étale les lésions.

a. — *Pseudo-ulcérations.* — Il faut d'abord établir une distinction entre les ulcérations proprement dites et cette manifestation de l'endométrite que beaucoup de médecins désignent encore, par habitude, sous le nom impropre d'*ulcération du col*.

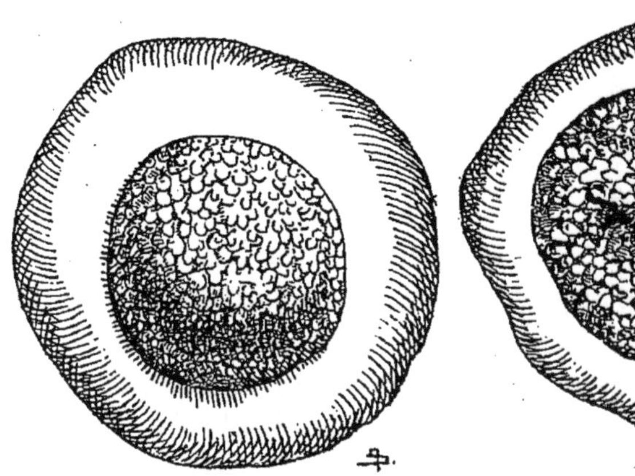

Fig. 66. — Ectropion limité à la lèvre antérieure du col.

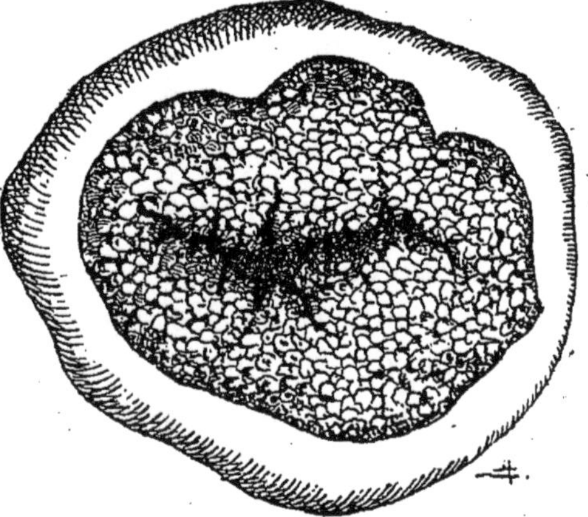

Fig. 67. — Ectropion étendu aux deux lèvres, avec lacération étoilée.

Rappelons ce que nous avons dit plus haut, à savoir que cette soi-disant ulcération n'est autre chose que la muqueuse intra-cervicale enflammée, exubérante, *ectropionnée* à la surface vaginale du col. Cette muqueuse enflammée devient méconnaissable, par suite de modifications épithéliales et de néoplasies glandulaires hypertrophiques ; mais elle n'est pas ulcérée, puisque le microscope y révèle au contraire un épaississement des couches épithéliales.

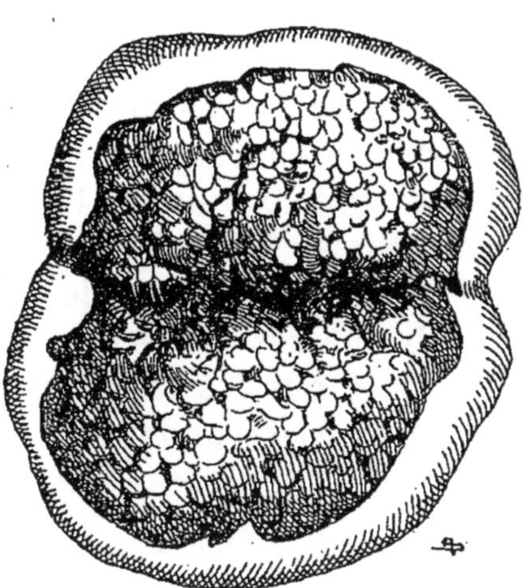

Fig. 68. — Large ectropion avec éversion des lèvres et déchirure des deux commissures de l'orifice externe du col.

Cliniquement, cette lésion a pour caractère pathognomonique de s'étendre à partir des bords de l'orifice externe du col, d'évoluer excentriquement ; — tandis que les vraies ulcérations du col (syphilis, cancer, etc.) ont un point de départ périphérique et ne rejoignent les bords de l'orifice externe que secondairement. C'est la base essentielle du diagnostic. ,

b. — *Ulcérations vraies.* — Elles relèvent de l'une des causes suivantes :

L'herpès ; — isolé, il est reconnu sans difficultés ; — confluent, il se distingue par l'aspect polycyclique de ses bords ; — dans l'un comme dans l'autre cas, il a pour caractères de respecter les bords de l'orifice externe, de siéger franchement à la surface vaginale du col, et surtout d'évoluer et de guérir en quelques jours.

Le chancre mou ; — rarement il est localisé au col ; quand on l'y observe, il coexiste d'ordinaire avec d'autres chancres de même nature siégeant à la vulve ; il présente d'ailleurs les mêmes caractères anatomiques qu'en cette dernière région.

La syphilis ; — sous forme de *chancre induré*, c'est une rareté pathologique, dont la véritable nature peut être *soupçonnée* d'après la consistance indurée de la base de l'ulcération, mais ne peut être *affirmée* que par l'apparition des accidents secondaires ; — sous forme de *syphilides érosives* ou *papulo-hypertrophiques*, elle se reconnait surtout au siège excentrique des lésions, distantes de l'orifice externe du col, et aussi à la coexistence d'autres accidents syphilitiques secondaires en des régions variées du corps.

Le cancer ; — ici la constatation de l'ulcération par le spéculum n'est qu'un symptôme accessoire ; les caractères essentiels sont fournis par le toucher (base indurée, friabilité des tissus), par les symptômes subjectifs (hémorragies, ichorrhée fétide) et aussi par la marche rapidement envahissante de la tumeur, par l'apparition des douleurs, par la cachexie, etc.

C. — Spéculum appliqué à la cavité utérine; Endoscopie utérine.

Ce n'est pas, à vrai dire, un procédé d'un usage pratique bien courant; nous ne le mentionnons que pour être complet.

Il peut se pratiquer à l'aide de divers instruments, parmi lesquels nous citerons le *spéculum intra-utérin de* BARNES.

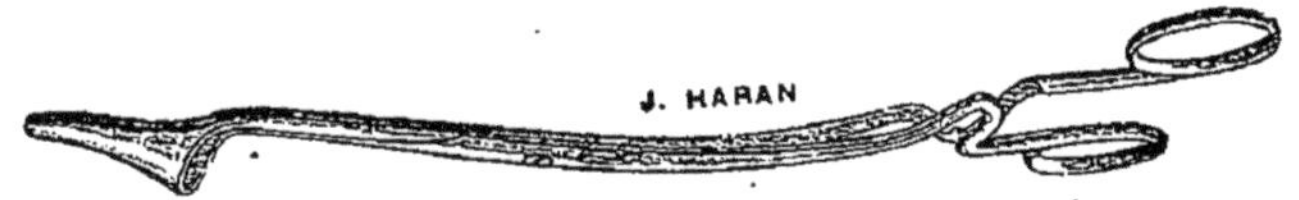

Fig. 69. — Spéculum intra-utérin de BARNES.

Il exige, pour être appliqué, une dilatation préalable de l'utérus portée assez loin ; or, dans ces conditions de dilatation intensive, il ne fournit pas de renseignements beaucoup plus complets sur l'état des parois internes de l'utérus, sur la présence de certains polypes muqueux, sur la disposition de certains fibrômes, etc., qu'une bonne exploration digitale.

C'est donc un procédé dont le praticien a le droit de ne pas tenir compte.

CHAPITRE VII

PROCÉDÉS D'EXCEPTION

Sommaire :

1º L'examen micrographique et microbiologique.
 Son importance, en vue d'un diagnostic précoce.

2º L'anesthésie exploratrice.
 Ses indications.

3º La laparotomie exploratrice.
 Conditions qui la rendent légitime.

Sous ce titre nous rangeons trois procédés qui, sans rentrer dans la pratique gynécologique courante, peuvent être appelés à venir en aide au diagnostic dans les cas difficiles.

Ce sont :

1º Le *microscope*.

2· L'*anesthésie exploratrice*.

2º La *laparotomie exploratrice*.

1º Le microscope.

Dans l'immense majorité des cas, les caractères cliniques et macroscopiques des lésions fournissent au diagnostic une base suffisante.

Il est pourtant des cas douteux ; or c'est précisément dans ces cas que le praticien a intérêt à être fixé de bonne heure sur le diagnostic.

Telles sont certaines métrites hémorragiques, certaines végétations ou ulcérations du col d'allures suspectes en présence desquelles se pose légitimement la question de cancer au début ; attendre que la marche de la maladie se charge de résoudre la question, c'est priver la malade des chances favorables d'une intervention précoce.

Dans ces cas douteux, il est utile de détacher, d'un coup de ciseaux ou de curette, quelques lambeaux de la muqueuse utérine, quelques fragments des végétations suspectes et de soumettre ces tissus à l'examen micrographique. Cet examen n'est pas infaillible, nous en avons chaque jour la preuve ; il a cependant assez d'importance pour qu'on ait le devoir d'y recourir.

De même, l'examen bactériologique déterminera la nature blennorragique de certaines sécrétions, la virulence du pus de certains abcès.

Les expériences d'inoculations et de cultures pourront aussi fournir de précieux renseignements.

Nous n'avons pas à entrer dans plus de détails.

Ces manipulations micrographiques et bactériologiques comportent un outillage et une éducation technique qui ne permettent guère au praticien, sauf exceptions, de les exécuter lui-même.

Il se contentera de recueillir les fragments de tissus solides dans l'alcool, les sécrétions liquides dans un flacon stérilisé par l'ébullition ; et il les confiera, pour l'examen, à un micrographe compétent.

2° L'anesthésie exploratrice.

Un certain nombre de femmes sont douées d'une telle rigidité des parois abdominales que, malgré tout leur bon vouloir, malgré toute la patience du chirurgien, le palper bimanuel ne peut fournir chez elles le moindre renseignement.

Lors donc qu'il y a un intérêt majeur à pratiquer ce mode d'exploration, il ne faut pas hésiter à employer, chez ces malades, *l'anesthésie chloroformique* poussée jusqu'à résolution absolue.

On est surpris alors de la netteté avec laquelle les viscères abdominaux et pelviens se laissent explorer.

Telle tumeur-fantôme disparaît en quelques minutes; — telle masse, qui semblait d'une dureté ligneuse, se révèle fluctuante ; — telle induration annexielle, qui paraissait faire corps avec l'utérus, s'en détache de la façon la plus manifeste.

Une seule cause d'obscurité diagnostique résiste à la narcose chloroformique, c'est celle qui résulte d'une adiposité excessive.

Certains chirurgiens objectent que, par l'anesthésie chloroformique, on se prive d'un élément d'appréciation des plus importants, l'élément *douleur*. Cette objection n'est pas recevable ; le symptôme douleur peut fort bien être constaté à l'état de veille, même par une palpation un peu vague ; l'anesthésie chloroformique n'a pour but que de préciser l'état anatomique des lésions.

On peut poser en principe qu'avant d'attaquer par la laparotomie une tumeur dont les caractères sont tant soit peu obscurs il est utile d'endormir la malade pour bien apprécier les caractères de cette tumeur.

Mais il ne faut pas non plus perdre de vue les risques éventuels de toute anesthésie chloroformique ; c'est dire qu'on n'utilisera pas ce moyen d'une façon banale et qu'on le réservera exclusivement aux cas dans lesquels une intervention importante doit en dépendre.

3° La laparotomie exploratrice.

Plus exceptionnelle encore doit être cette dernière ressource.

Il ne saurait être question, ainsi que feignent de le croire les détracteurs de la chirurgie actuelle, de substituer couramment la laparotomie aux méthodes usuelles de diagnostic, d'ouvrir le ventre d'abord et de faire le diagnostic ensuite.

Mais il faut bien avouer aussi qu'il est des cas où l'examen clinique le plus minutieux laisse le diagnostic insoluble ; chacun de nous en a rencontré des exemples.

L'exploration directe des lésions devient alors l'*ultima ratio* du diagnostic.

On a voulu prétendre qu'elle devait être substituée couramment à la simple ponction exploratrice.

Le paradoxe est sans doute excessif. Il faut pourtant reconnaître qu'elle est, dans bien des cas, moins aveugle que la ponction.

Elle peut, d'ailleurs, être considérée comme inoffensive, mais sous la réserve expresse qu'elle remplira les deux conditions suivantes : — être pratiquée avec une antisepsie absolue ; — rester purement exploratrice, c'est-à-dire ne servir de prétexte à aucune tentative d'extirpation incomplète.

Elle n'en constitue pas moins une laparotomie, c'est-à-dire une manœuvre qui offre, à tout prendre, certaines chances de léthalité.

Elle n'est donc justifiée que dans des conditions bien déterminées.

Il faut :

1° Qu'après des examens attentifs et réitérés, le diagnostic soit reconnu impossible par tout autre moyen.

2° Que les traitements palliatifs, tentés en l'absence d'un diagnostic précis, se soient montrés impuissants à améliorer l'état de la malade.

3° Qu'on ait acquis la conviction qu'il est indispensable d'établir ce diagnostic, c'est-à-dire que le maintien du *statu quo* comporte pour la malade des dangers sensiblement plus grands que ceux de l'incision exploratrice.

4° Que la lésion ne soit pas reconnue, par avance, inopérable ; c'est-à-dire que l'incision exploratrice soit susceptible de se transformer, le cas échéant, en intervention curative et de constituer le premier temps de cette intervention.

Pour ces diverses raisons, la laparotomie exploratrice demeure, en fin de compte, comme toute laparotomie, une opération qui n'est pas du domaine de la généralité des praticiens ; je crois donc inutile d'y insister davantage.

TROISIÈME PARTIE

TROUBLES EXTRA-GÉNITAUX — ÉTAT GÉNÉRAL
DIATHÈSES

Sommaire :

1° Troubles extra-génitaux.

Système nerveux ; — hystérie vraie ; — nervosisme ; — névralgies à distance ; — névralgies pelviennes.

Système cardio-pulmonaire.

Système digestif : — dyspepsie stomacale ; — dyspepsie intestinale ; — défécation.

Système urinaire : — altérations de l'urine ; — troubles de la miction.

2° État général.

Accidents fébriles. — Anémie. — Cachexie du cancer, des kystes ovariques. — Habitus et facies utérins.

3° Diathèses.

Les *lymphatiques*. — Les *nerveuses*. — Les *arthritiques*.

Le praticien n'a pas fini sa tâche quand il a étudié les troubles fonctionnels et les lésions anatomiques des organes génitaux d'une malade.

Il doit, pour compléter son examen, rechercher :

1º Si la lésion génitale retentit sur d'autres appareils ou sur d'autres fonctions.

2º Si elle imprime des modifications à l'état général de la malade.

3º Si elle se complique de quelque diathèse.

Peu d'affections, au même degré que celles des organes génitaux, sont susceptibles d'exercer leur contre-coup sur l'ensemble de l'organisme ; on l'a répété bien des fois, depuis MICHELET : « *la femme est une matrice servie par des organes* ».

De là, deux écueils contraires à éviter :

L'un, — auquel sont chaque jour exposés les *praticiens*, — consiste à ne savoir pas dépister, derrière telle névralgie, tel état dyspeptique, telle dépression de l'état des forces, etc., l'affection génitale qui en est la cause réelle et dont un traitement direct aura seul raison.

L'autre, — contre lequel doivent surtout se tenir en garde les *gynécologues de profession*, — résulte de ce que, facilement hypnotisés sur notre région favorite, nous rapportons trop volontiers à une lésion génitale tout symptôme accusé par une malade.

Nous sommes d'autant plus aisément poussés dans cette voie qu'il nous arrive chaque jour d'être consultés par des névropathes, lesquelles, lasses d'avoir essayé tous les traitements, s'adressent à nous en dernier ressort, se proclamant d'elles-mêmes atteintes d'une affection utérine et tendant ainsi un piège inconscient à notre clairvoyance.

1° Troubles extra-génitaux,

Cela dit, examinons les troubles que les affections génitales peuvent provoquer à distance dans les principaux systèmes de l'économie.

C'est le cas de se rappeler l'adage clinique — « *petite lésion, grande douleur* » — et de savoir que, sous le rapport des troubles à distance, telle lésion volumineuse, profonde et grave (kyste de l'ovaire, gros fibrôme, cancer étendu) reste plus souvent silencieuse que telle lésion de petit volume et de moindre importance (périnée insuffisant, métrite du col, lacération commissurale, rétroflexion adhérente, ovaire scléro-kystique, etc.).

Système nerveux.

C'est, de tous, le plus fréquemment atteint.

GRANDE HYSTÉRIE. — On n'admet guère aujourd'hui qu'une lésion des organes génitaux, si pénible soit-elle, puisse produire de toutes pièces les *attaques convulsives*, les symptômes complets de la *grande hystérie.*

Sans doute, chez un certain nombre de malades, les deux états peuvent coïncider. Cela prouve tout simplement que l'hystérie ne met pas à l'abri des affections génitales, mais non pas qu'il existe entre la première et les secondes une relation de cause à effet.

Tout au plus est-il vraisemblable qu'un trouble de l'appareil génital puisse transformer en crises convulsives un état d'hystérie jusqu'alors latent. Mais le terrain n'en reste pas moins le facteur primordial ; et, malgré quelques observations encourageantes, les chirurgiens se refusent de plus en plus à entreprendre une opération génitale de quelque importance sans autre indication que le vague espoir de modifier des accidents hystériques vrais.

NERVOSISME. — Rien, par contre, n'est plus commun que de voir, sous l'influence d'une affection chronique de l'utérus ou des annexes, s'exagérer de la façon la plus évidente, jusqu'à un degré pathologique, les attributs un peu vagues du *tempérament dit nerveux*.

L'émotivité excessive, l'humeur acariâtre, les colères subites, les jalousies irraisonnées, les désespoirs sans motifs, tels sont les symptômes que l'on rencontre chez beaucoup de génitopathes ; nombre d'entre elles se rendent bien compte que cet état d'esprit crée une vie fort pénible à elles-mêmes et à leurs proches ; c'est souvent cette considération qui les amène à réclamer des soins.

NÉVRALGIES A DISTANCE. — Les névralgies, même se produisant dans des régions fort éloignées de la zone génitale, sont fréquemment sous la dépendance d'une lésion utérine ou annexielle.

Elles peuvent revêtir les formes les plus diverses, céphalalgies, migraines, névralgies faciales, névralgies intercostales (à gauche surtout), gastralgies, névralgies lombo-abdominale, sciatique, crurale, obturatrice, etc.

Elles résistent aux traitements symptomatiques, tant que leur cause véritable demeure ignorée.

NÉVRALGIES PELVIENNES. — Quant aux névralgies qui sont voisines de l'appareil génital proprement dit, nous les avons étudiées, les unes avec le symptôme douleur spontanément ressenti, les autres à propos de l'exploration des organes génitaux par le toucher ; nous n'avons donc pas à les décrire de nouveau.

Nous devons faire remarquer seulement que deux éventualités peuvent se produire :

a. — *Névralgies sine materiâ*. — Tantôt ces névralgies existent, soit spontanées, soit provoquées, sans que l'examen le plus attentif révèle une lésion anatomique appréciable ; ce sont les névralgies dites *sine materiâ*.

Ce ne sont souvent pas les moins pénibles ; leur acuité est parfois si intense que certains chirurgiens ont créé pour elles une dénomination à part dans le cadre nosologique, celle de *grandes névralgies pelviennes*.

La pathogénie de ces névralgies essentielles est sans doute complexe.

Quoi qu'il en soit, la tendance chirurgicale actuelle, en dépit de quelques observations favorables, est de s'abstenir de toute intervention opératoire, *quand l'élément douleur existe isolé*.

Il faut savoir en effet que les opérations, même les plus radicales, la castration tubo-ovarienne, l'hystérectomie, donnent rarement un résultat certain ; elles déplacent la douleur, la transportent en des points variés ; mais la situation des malades n'en est guère rendue meilleure.

La règle est donc, en pareil cas, de rester sur la réserve.

b. — *Névralgies avec lésions.* — D'autres fois la névralgie s'accompagne d'une lésion appréciable.

Même dans ce cas, il ne faut pas trop se hâter de rapporter toute la douleur à la lésion et d'affirmer que la disparition de la première suivra forcément la guérison de la seconde.

On a pourtant le droit et le devoir, une lésion matérielle étant constatée, d'en rechercher d'abord la guérison.

Si la douleur persiste ensuite à un degré quelconque, il sera temps d'en rechercher et d'en combattre la cause ailleurs que dans le système génital.

Encore ne faut-il pas oublier que « dans beaucoup d'affections génitales, la douleur persiste quelquefois un certain temps après la guérison anatomo-pathologique, comme par une sorte d'habitude contractée par le système nerveux ; il sera donc prudent, avant de porter un jugement définitif, d'attendre un certain temps, pour laisser à la douleur le temps de s'éteindre après la suppression de sa cause (AUVARD, *Gynécologie, séméiologie génitale*, p. 65) ».

PARALYSIES, CONTRACTURES. — Les paralysies et contractures d'origine génitale sont trop rares pour entrer pratiquement en ligne de compte ; c'est souvent l'hystérie qui est en cause.

Système cardio-pulmonaire.

Les palpitations, la dyspnée, le phénomène rare désigné sous le nom de *toux utérine* sont avant tout des accidents nerveux d'ordre réflexe.

Ces symptômes sont parfois secondaires aux troubles dyspeptiques (dilatation stomacale, météorisme intestinal).

Nous rangeons à part, cela va sans dire, la gêne respiratoire ou circulatoire, d'ordre purement mécanique, qui peut résulter de la présence d'une tumeur abdominale très volumineuse.

Système digestif.

Les troubles dyspeptiques sont un symptôme très ordinaire des affections génitales. Nous ne parlons, bien entendu, ni des troubles gastriques qui s'observent pendant la grossesse, ni des vomissements de la pelvi-péritonite, mais seulement des accidents liés aux affections utéro-ovariennes chroniques.

Ces accidents dyspeptiques d'origine génitale peuvent siéger dans l'*estomac* ou dans l'*intestin*.

Dyspepsie stomacale. — Elle peut revêtir diverses formes.

Tantôt elle est de forme *gastralgique* (douleurs épigastriques, crampes d'estomac).

Plus souvent encore, elle affecte la forme *flatulente*. Nous observons chaque jour le tableau clinique suivant :

L'appétit est conservé, parfois même accru ; mais, aussitôt après les repas, l'estomac se ballonne, l'épigastre devient sensible, des éructations se produisent, la face se congestionne, les joues se marbrent de plaques rouges, accompagnées d'une sensation pénible de chaleur ; la respiration est gênée ; la malade est obligée de dégrafer son corset, de relâcher ses vêtements ; si, par raison de bienséance ou de coquetterie, elle persiste à rester serrée, la digestion se poursuit péniblement, au milieu d'un malaise extrême ; pour peu que la pièce soit surchauffée, qu'il y ait beaucoup de monde à table, il n'est pas rare de voir éclater une crise de nerfs ou une syncope.

Ces accidents habituels font le désespoir de bien des malades.

Il est enfin une troisième modalité de dyspepsie stomacale, la forme *pyrosique et pituiteuse*.

Elle n'est fréquemment qu'une conséquence de la précédente ; certaines malades, dans l'espoir de faciliter leurs digestions lentes, arrivent à contracter du catarrhe gastrique par l'usage habituel d'excitants factices, alcools, épices, etc. ; l'alcool de menthe de Ricqlès, l'eau de mélisse des Carmes ont certainement à leur actif nombre de dyspepsies de cette nature.

C'est un point de diagnostic sur lequel l'attention du praticien doit être appelée.

Dyspepsie intestinale. — Le *tympanisme habituel
du ventre*, les *borborygmes* et le *ballonnement* qui en
résultent sont des symptômes qui préoccupent désa-
gréablement bien des malades.

Les eupeptiques variés n'ont pas grande action sur
cet état, tant que l'appareil génital n'est pas rentré
dans l'ordre ; encore faut-il savoir que, la lésion génitale
une fois guérie, un certain temps pourra s'écouler avant
que l'intestin ait repris sa tonicité normale.

La *diarrhée* peut être observée, — tantôt habituelle
et provenant d'une digestion stomacale imparfaite, —
tantôt accidentelle et succédant, sous forme de débâcle,
à des périodes de constipation plus ou moins prolongées.

Certaines femmes présentent une sorte de *diarrhée
périodique*, à chaque époque menstruelle.

Mais, somme toute, l'état qui domine, chez la plupart
des génitopathes, est la *constipation*.

Cet état est parfois porté à un degré tel qu'il prend une
part importante aux souffrances de ces malades.

Il peut être simplement de cause nerveuse et résulter
d'une atonie spéciale de l'intestin ; — il peut être aussi
'd'ordre mécanique, ainsi que cela s'observe dans certaines tumeurs, dans les rétrodéviations utérines, etc. ;
il provient alors d'une compression directe du rectum ;
cette compression peut être tellement accentuée que
les matières prennent une forme rubannée, tout comme
dans les rétrécissements vrais du rectum.

Il n'est pas indifférent de discerner la part qui
revient à l'une et à l'autre de ces causes ; — la constipation *nerveuse* étant surtout justiciable de traitements
qui s'exercent à distance (hygiène alimentaire, purga-
tifs, électricité, massage, hydrothérapie, etc.); — la constipation *mécanique* nécessitant l'emploi de moyens

directs (pessaires, lavements quotidiens avec une canule souple assez longue pour dépasser l'obstacle).

Défécation. — Simplement difficile dans la constipation ordinaire, l'*acte de la défécation* peut devenir atrocement douloureux, ou même impossible, quand le rectum est entouré et comprimé par des exsudats inflammatoires, surtout lorsqu'il s'agit d'accidents aigus, à développement rapide (phlegmons péri-utérins, hématocèle rétro-utérine suppurée, etc.)

Dans ces cas aigus, il n'est pas rare de voir, à un moment donné, la situation se résoudre brusquement par l'évacuation du pus dans le rectum ; il en résulte un soulagement immédiat.

Mais nous savons que cette évacuation des suppurations pelviennes par le rectum n'est que rarement le mécanisme d'une guérison définitive.

C'est le plus souvent l'origine d'une fistule interminable ; pendant des mois et des années, le foyer purulent se videra dans l'intestin, soit d'une façon continue, soit par débâcles intermittentes, avec ou sans complication d'accidents septicémiques.

Il est donc essentiel, toutes les fois qu'une malade nous signale la moindre apparence de *pus* du côté des matières fécales, de vérifier attentivement la réalité de cette assertion, au point de vue du diagnostic rétrospectif d'une suppuration pelvienne d'ancienne date et des indications thérapeutiques qui en peuvent résulter.

Le mélange de *sang* aux matières fécales est dû, la plupart du temps, à une affection *intestinale* ou *rectale* (dysentérie, hémorroïdes, cancer) ; rarement ce symptôme est lié à l'extension au rectum d'un néoplasme de l'utérus, ou bien alors il coïncide avec des accidents génitaux d'une évidence telle qu'il est, par lui-même, d'une mince valeur diagnostique.

Le *passage des matières fécales dans le vagin* indique une fistule recto-utérine ou recto-vaginale, soit congénitale, soit acquise, dont le siège sera recherché par l'exploration directe.

Système urinaire.

Deux points sont à envisager :

A. — LES ALTÉRATIONS DE L'URINE. — Les troubles dans la constitution de l'urine ont des rapports assez fréquents avec les affections génitales.

Rappelons d'abord un fait de pratique, c'est que l'attention doit être attirée du côté d'un *diabète* possible, toutes les fois qu'une femme sera atteinte de prurit vulvaire, de vulvite, d'eczéma des grandes lèvres ou de la partie interne des cuisses et que ces accidents se montreront rebelles aux traitements locaux.

Dans ces conditions, la recherche du sucre s'impose et fixe souvent le diagnostic.

La présence de l'*albumine* (*la puerpéralité étant mise à part*), n'a guère de signification diagnostique proprement dite.

En revanche, elle est d'une valeur capitale pour l'*opérateur*.

Il ne faut jamais omettre de la rechercher, chaque fois qu'on doit entreprendre une intervention de quelque importance, surtout sous la narcose chloroformique ; bien des morts post-opératoires, mises banalement sur le compte du *shock*, trouveraient leur explication dans un trouble préexistant de l'élimination rénale.

Notons que, chez toute femme atteinte de leucorrhée, de suppuration ou d'hémorragie génitale, il faut toujours se méfier du mélange possible de ces diverses sécrétions avec l'urine ; par conséquent il est bon de soumettre à l'analyse non pas l'urine recueillie directement par la malade elle-même, dans une miction spontanée, mais celle qu'on aura retirée directement de la vessie par la sonde.

Le *sang*, dans l'urine, ne provient de l'appareil génital que dans le cas exceptionnel d'un cancer propagé, ou bien lorsque, dans certaines opérations (laparotomie, hystérectomie vaginale, opérations sur le col, colporraphie antérieure), on aura lésé la vessie ou l'uretère ; en terminant ces opérations, il est toujours prudent de pratiquer le cathétérisme, pour s'assurer que pareil accident ne s'est pas produit.

Une suppuration pelvienne peut se vider dans la vessie, bien plus rarement cependant que dans l'intestin ; une fistule peut même s'établir et le *pus* persister dans l'urine à l'état chronique.

S'agit-il, en pareil cas, d'une communication de ce genre ou d'une simple cystite purulente ?

La question n'est pas toujours facile à trancher, d'autant que la blennorragie peut se retrouver, comme cause commune, à l'origine de ces deux ordres d'accidents.

Une notion précise des antécédents, un examen direct très attentif permettent, la plupart du temps, de se prononcer.

Il est pourtant des cas où le diagnostic est à peu près impossible. J'ai observé une malade laquelle, blennorragienne d'ancienne date, ayant éprouvé aussi des accidents puerpéraux, avait, depuis sept ans, une cystite purulente qu'aucun traitement n'avait pu modifier ; elle présentait, en outre, dans le cul-de-sac latéro-postérieur droit, une tumeur oblongue, à grand axe plutôt vertical, accolée à l'utérus, douloureuse spontanément et à la pression. Cette tumeur était-elle un pyosalpinx ouvert dans la vessie ? ou bien, comme le faisait supposer sa direction, une hyperplasie inflammatoire du tissu péri-uretérin, témoignant d'un travail ascendant de cysto-pyélite ? Après plusieurs mois d'examens réitérés et de traitements infructueux, nous étions, plusieurs confrères et moi, aussi perplexes que le premier jour ; l'état de la malade s'aggravant sans cesse, nous pratiquâmes la laparotomie exploratrice qui, seule, nous permit de trancher la question en faveur de la seconde de ces hypothèses.

B. — Les troubles de la miction. — En raison des connexions anatomiques intimes qui existent entre la vessie et l'appareil génital interne, il est extrêmement commun que les affections de cet appareil retentissent sur la sensibilité vésicale ou sur l'état de la miction.

On peut même poser en principe, étant données, d'une part, la rareté relative des affections vésicales chez la femme, d'autre part, la fréquence extrême des lésions de l'utérus ou des annexes, que, chez les neuf dixièmes des femmes qui accusent des troubles vésicaux, c'est une lésion de l'utérus ou des annexes qu'on doit soupçonner *à priori*.

Une fréquence insolite des besoins d'uriner, avec émission d'une très faible quantité d'urine, chaque fois que s'opère la miction, est un symptôme que le praticien observe chaque jour.

Ce symptôme se rencontre chez la généralité des femmes dont l'utérus est dévié en avant, surtout si cet utérus est hypertrophié par un processus de métrite ou par la présence de fibrômes ; il est facile de comprendre que le poids de l'utérus, s'opposant à l'ampliation normale de la vessie, détermine, à des intervalles trop rapprochés, le réflexe de la miction.

Une ceinture hypogastrique bien ajustée améliore généralement cet état.

Dans les inflammations utérines et péri-utérines aiguës, il peut survenir des accidents très douloureux de *cystite du col*, avec dysurie.

On peut enfin observer la *rétention absolue de l'urine* dans certaines rétrodéviations très prononcées, dans les phlegmons pelviens très étendus, dans les néoplasmes très volumineux qui compriment ou dévient l'urèthre.

L'incontinence d'urine peut résulter d'un cancer utérin ayant envahi le col vésical, ou d'une paralysie simple du sphincter.

L'écoulement continu de l'urine par le vagin témoigne d'une fistule vésico-utérine ou vésico-vaginale.

Nous passons à dessein sous silence les troubles variés de la miction qui peuvent accompagner les circonstances diverses de la *puerpéralité* (grossesse, accouchement, post-partum).

2° Etat général de la malade

Il est rare que cet état général ne soit pas altéré, à des degrés variables, par les affections génitales.

Accidents fébriles.

Les *inflammations aiguës*, celles surtout qui intéressent le péritoine pelvien, provoquent des accidents fébriles sur les allures desquels il serait trop long d'insister en détail.

A l'état chronique, la plupart des *collections purulentes* étendues se revèlent par des poussées fébriles vespérales, des frissons, un dépérissement progressif.

Il est à remarquer toutefois que certaines collections

purulentes de petit volume, — et même des collections volumineuses, à la condition qu'elles soient bien enkystées, — peuvent s'établir et persister pendant un temps fort long, en laissant la malade presque complètement apyrétique ; c'est un fait que les laparotomies pour pyosalpinx nous démontrent chaque jour.

Anémie. — Etats cachectiques.

Rien de spécial à dire de l'aspect cachectique lié au *cancer* des organes génitaux.

L'amaigrissement, la teinte jaune-paille, l'œdème des membres inférieurs, etc., sont les mêmes que dans toute autre localisation du cancer ; peut-être sont-ils ici plus précoces et d'une évolution plus rapide, en raison des hémorragies du début, lesquelles ont préparé le terrain à la cachexie.

A une période avancée, l'aspect seul de la malade, aidé de la notion d'hémorragies habituelles, confirmé par l'odeur spéciale que les soins de propreté n'arrivent pas toujours à dissimuler, permet souvent de faire le diagnostic avant tout examen.

Rien à dire non plus des signes purement liés à l'*anémie* (décoloration de la peau et des muqueuses, palpitations, tendance aux syncopes) qui s'observent chez les malades sujettes à des hémorragies profuses de cause utérine (métrite hémorragique, fibrôme, etc.)

Notons, par contre, la cachexie spéciale que déterminent, en un temps relativement court, les *kystes de l'ovaire* livrés à eux-mêmes.

L'aspect des malades a quelque chose de caractéristique ; le contraste entre ces membres et ce thorax émaciés, dont les téguments sont décolorés, et cet abdomen globuleux, démesurément saillant, frappe le médecin à première vue.

Habitus et facies utérins.

Signalons enfin l'*aspect général* que présentent certaines malades atteintes d'affections génitales moins graves (métrite chronique du col, insuffisance périnéale, annexite douloureuse, etc.)

Leur démarche extérieure trahit une sorte de lassitude ; toute occupation nécessitant la station debout prolongée leur est pénible ; on les voit rechercher instinctivement, à tout propos, la position assise.

Parfois elles présentent ce facies spécial décrit par ARAN sous le nom de *facies utérin*, lequel ne réalise, à proprement parler, ni la pâleur de l'anémie, ni la bouffissure de la chlorose, ni la teinte jaune-paille du cancer, mais un aspect *sui generis* caractérisé par l'amaigrissement relatif de la face, la coloration terne, d'un blanc sale et jaunâtre, des téguments, un œil languissant, une physionomie sans expression, un relâchement et une sorte de paralysie des muscles faciaux.

L'ensemble de ces caractères suffit plus d'une fois à un médecin exercé, — soit pour reconnaître, dans la vie ordinaire, une femme atteinte d'une affection utérine ; — soit pour deviner, à première vue, dès qu'une malade pénètre dans son cabinet, de quel genre d'accidents elle va se plaindre.

3° Diathèses.

Nous serons bref sur ce point.

La notion de l'infection locale et de sa propagation de proche en proche domine aujourd'hui la pathogénie des métrites, des inflammations annexielles, en un mot de la plupart des affections génitales qui s'observent dans la pratique courante.

Le temps n'est plus où l'on considérait volontiers ces

affections comme les manifestations localisées de telle ou telle diathèse.

Une exception doit être faite pour la *tuberculose* qui semble susceptible de produire à elle seule, sans infection microbienne venue du dehors, certaines formes d'endométrite et de salpingite.

Encore est-il que ces localisations génitales de la tuberculose ne sont guère des manifestations primitives de la maladie et que la préexistence d'autres tuberculoses viscérales aide, le plus souvent, à en fixer la nature.

Cette exception mise à part, l'origine microbienne de la plupart des affections chroniques du vagin, de l'utérus et d es annexes conserve tous ses droits.

Cela ne veut pas dire qu'on doive négliger d'apprécier ce que l'on appelle, dans le public, le *tempérament de la malade ;* ou, en termes plus scientifiques, le terrain sur lequel l'infection a pu éclore.

En modifiant ce terrain dans un sens favorable, on secondera puissamment la médication locale.

Cela est vrai non seulement pour les affections qui ont pu être considérées comme fréquemment diathésiques, telles que les métrites, mais encore pour celles qui ont eu de tout temps le caractère de lésions accidentelles (kystes de l'ovaire, fibrômes, etc.)

Cela dit, sans multiplier les distinctions à l'infini, nous rapporterons les différentes diathèses à trois types principaux et nous diviserons les malad es en :

1° LYMPHATIQUES ;

2° NERVEUSES ;

3° ARTHRITIQUES.

En réalité, ces trois types peuvent se rencontrer associés, à doses variables ; il n'en est pas moins vrai que l'un des trois prédomine le plus souvent et imprime son cachet spécial à tel ou tel cas particulier.

Aux femmes *lymphatiques* appartiennent ces utérus gros et mous, ces leucorrhées tenaces et profuses, ces formes prolongées de la blennorragie, ces accidents torpides, en un mot, contre lesquels les traitements locaux peuvent rester impuissants, s'ils ne sont pas secondés par une modification active de l'état général.

Aux *nerveuses*, les manifestations douloureuses, soit locales, soit à distance, les troubles variés et protéiformes, le plus souvent hors de proportion avec les lésions anatomiquement constatées.

Aux *arthritiques*, les troubles dyspeptiques, les névralgies, les allures congestives et volontiers hémorragiques des accidents.

Chacun de ces états comporte des indications thérapeutiques diverses que le médecin, dont est doublé tout gynécologue, devra savoir apprécier.

On voit, d'après cet exposé, que l'étude et la pratique de la gynécologie ne sont plus tout à fait aussi simples qu'à l'époque, peu reculée encore, où, sous le vocable commode de *métrite chronique*, on englobait volontiers la plus grande partie des affections courantes de l'appareil génital féminin.

Il importe à tout médecin de connaitre les notions plus précises et plus complexes qui s'imposent désormais au diagnostic gynécologique.

Elles présentent un intérêt de premier ordre, car elles ont pour corollaire pratique l'orientation de la thérapeutique dans une voie nouvelle et féconde.

Au lieu d'appliquer, comme jadis, aux affections génitales les plus disparates, un même traitement banal et uniforme, à peine palliatif, souvent impuissant, nous savons aujourd'hui approprier à chaque lésion le traitement individuel qui lui convient et nous obtenons des succès décisifs là où les méthodes anciennes avaient échoué.

Je tiens à répéter, en terminant, ce que j'ai dit dans les premières pages de ce livre :

Je me suis proposé uniquement de tracer au praticien une méthode qui lui permette de se diriger à bon escient dans la recherche du diagnostic. Voila pourquoi je me suis étudié à tout simplifier, à tout schématiser, à me maintenir de parti pris dans le ton de la clinique terre-à-terre.

Mais, encore une fois, ce livre n'a pas la prétention d'apprendre la pathologie féminine à ceux qui l'ignorent.

Bien au contraire, il suppose, de la part de ceux qui le liront, une connaissance très complète de la description théorique de chaque maladie, de ses symptômes, de sa marche, de ses lésions anatomiques, etc.

Si j'ai affecté de faire bon marché de tous ces points, c'est justement parce qu'ils m'ont semblé trop importants pour s'accommoder du cadre restreint de cet ouvrage et parce qu'ils sont traités ailleurs par des maîtres plus autorisés que moi.

C'est comme simple appendice aux Traités classiques de gynécologie que ce modeste *Guide clinique* rendra peut-être quelques services.

TABLE ALPHABÉTIQUE DES MATIÈRES

TABLE DES FIGURES

Les figures 24, 25, 27, 28, 31, 32, 33, 34, 35, 42, 45, 46, 47, 48, 49, 50, 51, 52, 55, 62 et 65 sont empruntées, avec l'obligeant assentiment du Dr AUVARD et de M. DOIN, éditeur, au *Traité de Gynécologie* du Dr AUVARD.

A LA MÊME SOCIÉTÉ

Envoi franco contre un mandat.

AUVARD, *accoucheur des hôpitaux*, et **PINGAT**, Hygiène infantile ancienne et moderne. Maillot, berceau et biberon à travers les âges. 1 vol. in-18 jésus, illustré de 85 figures dans le texte. **1 fr. 50**
Cartonné avec dorures spéciales...................................... **2 fr. 50**

CANTIN (Dr F.). — Des lymphangites péri-utérines non puerpérales et de leur traitement par le curettage de l'utérus. Grand in-8 de 100 pages, Paris.. **2 fr. 50**

CHÉRON (Dr JULES), médecin de Saint-Lazare, docteur ès-sciences. — Le drainage de la cavité utérine par les voies naturelles. In-8 de 132 pages, avec figures dans le texte............... **4 fr.** »

JOUIN (Dr J.), ancien interne des hôpitaux de Paris, secrétaire annuel de la Société obstétricale et gynécologique de Paris. — **Des différents types de métrites**, leur traitement, avec une préface de M. PÉAN, membre de l'Académie de médecine, chirurgien de l'hôpital Saint-Louis. In-8 carré, de 400 pages..................... **6 fr.** »

LAFOURCADE (Dr JULES), **De l'hystérectomie vaginale** dans les suppurations péri-utérines. Un vol. in-8 de 160 pages....... **4 fr.** »

LUTAUD (Dr A.), médecin-adjoint de Saint-Lazare. — **La stérilité chez la femme et son traitement médico-chirurgical**, 2e édit. avec 47 figures explicatives dans le texte. 1 vol. in-8 écu....... **3 fr. 50**

MALAPERT (Dr M.), ancien interne des hôpitaux de Paris, Du Manuel **opératoire de l'hystérectomie vaginale**. Un vol. in-8 de 88 pages.. **4 fr.** »

ACCOUCHEMENTS

BUREAU (Dr), professeur agrégé d'accouchement — **Guide pratique d'accouchement**, conduite à tenir pendant la grossesse, l'accouchement et les suites de couches. Bel in-8 de 420 pages, avec figures. Prix.. **6 fr.** »

Le Dr BUREAU a su réunir en un manuel portatif l'exposé critique des meilleures méthodes de traitement usitées en obstétrique, et, pour présenter la thérapeutique la plus rationnelle, il a rappelé brièvement, à propos de chaque cas particulier, les principaux caractères cliniques. Les médecins qui font des accouchements, les sages-femmes, les étudiants trouveront exposées dans le *Guide pratique des accouchements* les notions pratiques indispensables pour diriger leur conduite dans tous les accouchements, simples ou compliqués. Un nombre suffisant de figures accompagne le texte.

RODET (Dr PAUL). — **Memento d'obstétrique.** Rédigé exclusivement à l'usage des candidats au troisième examen de doctorat, d'après les théories de l'École de la Maternité, augmenté d'un recueil de questions posées par les Professeurs et Agrégés de la Faculté....... **3 fr.** »

— **Memento d'accouchements**, Rédigé à l'usage des examens de sage-femme, d'après les théories de l'École de la Maternité, également suivi d'un recueil des principales questions sténographiées aux examens... **3 fr.** »

www.ingramcontent.com/pod-product-compliance
Ingram Content Group UK Ltd.
Pitfield, Milton Keynes, MK11 3LW, UK
UKHW021020140726
13695UKWH00001B/382